نظريات الإرشاد والعلاج النفسي

(مدخل تحليلي)

رقم التصنيف: 615.852
المؤلف ومن هو في حكمه: عبد الله يوسف أبو زعيزع
عنوان الكتاب: نظريات الإرشاد والعلاج النفسي
رقم الإيداع: 2010/7/2599
الترقيم الدولي: ISBN: 978- 9957 - 454 - 92-0
الموضوع الرئيسي: العلاج النفسي//علم النفس الفردي

* تم إعداد بيانات الفهرسة والتصنيف الأولية من قبل دائرة المكتبة الوطنية

الطبعة الأولى

مركز ديبونو لتعليم التفكير

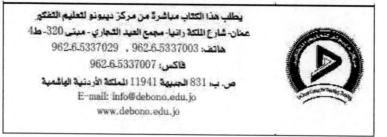

يطلب هذا الكتاب مباشرة من مركز ديبونو لتعليم التفكير
عمان- شارع الملكة رانيا- مجمع العيد التجاري - مبنى 320- ط4
هاتف: 962-6-5337003 ، 962-6-5337029
فاكس: 962-6-5337007
ص. ب: 831 **الجبيهة** 11941 **المملكة الأردنية الهاشمية**
E-mail: info@debono.edu.jo
www.debono.edu.jo

نظريات الإرشاد والعلاج النفسي

(مدخل تحليلي)

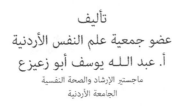

تأليف

عضو جمعية علم النفس الأردنية

أ. عبد الله يوسف أبو زعيزع

ماجستير الإرشاد والصحة النفسية

الجامعة الأردنية

الإهداء

إلى قرة عيني في الدنيا

أبنائي

حسام ورغد ويوسف

أهدي هذا الكتاب ....

المحتويات

الباب الثاني: نظرية تحليل التفاعل لبيرن

الباب الثالث: النظرية الأدلرية (علم النفس الفردي)

المقدمة

نظـراً للحاجـة الملحـة لكتـاب علمـي عمـلي يـوفر أساسـاً نظريـاً وتطبيقيـاً للعمليـة العلاجيـة والإرشادية في المواقع الطبية والسيكولوجية والتعليمية المختلفة وابتداءاً بالمؤسسات التعليمية والخاصة وانتهاءً بمستشفيات الأمراض النفسية ارتأى المؤلف أن يأخذ على عاتقه عبء تأليف هـذا الكتـاب بعـد أن لمس في الآونة الأخيرة عن كثب معاناة طلبة الإرشاد والعلاج النفسي في الدول العربية في اسـتيعابهم لهذه الموضوعات الحيوية وحاجة المكتبة العربية لمل هذا الكتاب.

إنه بحق خطوة واثقة على طريق طويل لنمو وتطور الإرشاد والعلاج النفسي الـذي نـام طـويلاً على فراشاً من الخرافات والخزعبلات التي ما قصرت أبداً وسـائل الإعـلام المرئيـة والمسـموعة (وللأسـف العربية منها) في ترسيخ هذه الخرافات حول هذا المجال المهم في الوقت الحاضر.

والكتاب الذي بـين يـدينا يضـم بـين دفتيـه النظريـات التحليليـة التـي انبثقـت مـن إسـهامات سيجمون فرويد ابتداءً بنظرية فرويد الكلاسيكية والتي تعتبر النبع الذي نهل منـه تلاميـذه مـن بعـده وهم بيرن الذي وضع نظرية التفاعل وقد تم توضيحها في الباب الثاني من هـذا الكتـاب، ونظريـة أدلـر المعروفة بعلم النفس الفردي وقد تم شرحها في الباب الثالث ونظرية كارين هورني والتي تم توضـيحها في الباب الرابع. ونظرية آن رو ف يالعلاج والنمو المهني، وقد تم تنـاول مسـاهمات الفرويـدون الجـدد مثل أريكسون ويونج ... إلخ في الفصل السادس.

وهذه هي الأبواب التي بين يدينا تم تنيظيمها في هذا الكتاب كمدخل تحليلي في فهم نظريات لعلاج النفسي وهناك فصول ستة أخرى تناقش نظريات الإرشاد والعلاج النفسي لا تزال في طور الإعـداد والتجهيز ولا تزال المهمة والإرادة

قائمة في سبيل إخراجها للقارئ العربي والطالب المتخصص في الإرشاد والعلاج النفسي من وجهة

نظر سلوكية معرفية قريباً إن شاء الـله.

وفي الختام أسأل الـله أن ينفع بهذا الكتاب أبناء أمتي من المحيط إلى الخليج.

الباب الأول

نظرية التحليل النفسي لفرويد

- نظرية الشخصية
- نظرية العلاج
- تطبيقات النظرية
- تقييم النظرية

الباب الأول
نظرية التحليل النفسي لفرويد

تمهيد:

تعتبر نظرية التحليل النفسي ركن أساسي في الإرشاد والعلاج النفسي ـ الحديث، وينطلق بعض العاملين في مجال الإرشاد النفسي أو العلاج النفسي من مفاهيم أساسية وأساليب نابعة من التحليل النفسي (Gilliland, 1989).

من المعروف أن فرويد هو المؤسس لهذا الاتجاه، وفيما يلي عرض مختصر ـ للخلفية الشخصية لفرويد.

ولد فرويد عام (1956) بفريبرج ـ مورافيا (تعرف الآن بتشيكوسلوفاكيا)، وانتقل مع أسرته إلى فينا حيث تلقى تعليمه هناك، عندما أنهى دراسته الثانوية، توجه إلى دراسة الطب، وقد ركز على دراسة الهيستولوجي (دراسة مجهرية لبنية الأنسجة) كما اهتم بدراسة الخلايا العصبية (Patterson, 1989).

وبعد حصوله على درجة الطب الأولى، وممارسته للعمل، كانت لديه رغبة لدراسة الأمراض العصبية، وقد درس بالبداية في فرنسا مع شاركو والذي كان يستخدم التنويم المغناطيسي في مجال الهستيريا واضطرابات أخرى. ولقد استخدم فرويد التنويم المغناطيسي لفترة ثم توقف عن ذلك، بسبب: أن نتائج التنويم المغناطيسي ـ غير مؤكدة، كما أن بعض المرضى لا ينامون بهذه الطريقة (Gilliland, 1989).

كما عمل مع بروير في بداية عام (1880)، حيث أنهما قد استخدما أسلوب التنفيس في علاج الهستيريا، وقد كتبا بحثا عن طريقة التنفيس، وبعد عامين من كتابة البحث نشر دراساته في الهستيريا (Patterson, 1986).

كذلك فقد اجتهد في التحليل الذاتي لنفسه، وفي عام (1900) وضع أول كتاب رئيسي له وهو "تفسير الأحلام"، كشف فيه حبه لأمه وكراهيته لأبيه واعتبر هذه ظاهرة عامة أطلق عليها اسم عقدة أوديب (Patterson, 1986).

وفي عام (1901) نشر علم النفس المرضي للحياة اليومية، وبين أن زلات اللسان، الأخطاء، الحوادث ... إلخ كلها نتيجة للدوافع اللاشعورية، وفي عام 1905 نشر ثلاثة أعمال مهمة وهي: حالة هستيريا والتي تصف معالجة الاضطرابات الهستيرية، 3 مقالات حول الجنسية والتي توضح الصراعات الجنسية التي يمكن أن تنتج العصاب، الظُرف وعلاقته بالشعور حيث أنه يفترض أن المزاح هو شكل مقنع لتوصيل العداء والكراهية (Gilliland, 1989).

كل هذه الأعمال أدت إلى تطور نظرية التحليل النفسي، ولا نقول هنا أن أعمال فرويد فقط هي التي أدت إلى تطوير نظرية التحليل النفسي، بل إن هناك إسهامات للعديد من العلماء مثل: رانك، أدلر، يونج، وغيرهم(Gilliland, 1989).

هذا وقد ظهرت اتجاهات حديثة في التحليل النفسي تعرف بالفرويديون الجدد (New-Freudian) وشارك فيها العديد من العلماء خاصة بعد وفاة فرويد (رفاعي، 1982).

★ **الخلفية النظرية:**

يمكن تقيسم الفترة التي عاشتها فرويد من عام (1895 - 1939) إلى أربع مراحل:

1. الفترة ما بين (1895-1900) والتي ظهرت خلالها بدايات نظريات فرويد في الدوافع اللاشعورية، التحويل، المقاومة، الكبت، القلق، أسباب العصاب. وقد توصل إلى هذه النظريات عن طريق استخدام أساليب التنويم المغناطيسي، التنفيس، والتداعي الحر في العلاج (Patterson, 1986).

2. الفترة ما بين 1900 -1910 طور فرويد خلالها نظريته عن الجنس، منطلقا في ذلك مـن الفكـرة القائلة بأن العصاب ناتج بسبب الصـدمات الانفعاليـة الجنسـية (Patterson, 1986)، كـما وضـح مفهوم الطاقة الجنسية (Libido) ومفهوم تفسير الأحلام (رفاعي، 1982).

3. الفترة ما بين 1910-1920 انفصل خلالها كل من إدلر ويونج عن فرويد ليأخذ كل منهما اتجاها خاص مميز ومختلف عن فرويد (رفـاعي، 1982)، ركـز في هـذه الفـترة عـلى مفهـوم العـدوان وارتباطه بغريزة الموت، وبين أن الطاقة الجنسية ترتبط بغريزة الحياة. كما تميـزت هـذه الفـترة باكتمال نظرية فرويد في الشخصية وبنائها (Patterson, 1986).

4. في منتصف العشرينات – 1939 كان تركيز فرويد منصبا على أساليب العلاج ونشرها (Patterson, 1986).

المفاهيم الأساسية للنظرية :

يشمل التحليل النفسي المرتبط بإسهامات فرويد على العديـد مـن المفـاهيم، وفيما يـلي عـرض وتوضيح لبعض هذه المفاهيم، مع الأخذ بعين الاعتبار أن بعض هـذه المفـاهيم موضح في هـذا الجـزء بشكل مختصر، لأنه سيتم تناوله بشيء من التفصيل في الصفحات القادمة.

1. آليات الدفاع (أو دفاعات الأنا): والتي تعمل بشكل لا شعوري، وتستخدم لتوفير راحة للفـرد من الصراع الانفعالي، وتساعد الفرد في التحرر من القلق (Shilling, 1984).

2. الأنا: وهو جزء من بناء الشخصية، والذي يتوسط بـين الفـرد والواقع، وظيفتـه الأوليـة هـي إدراك الواقع والتكيف معه. ويعمل على التوسط ما بين الهو والأنا الأعلى (Shilling, 1984).

3. الأنا الأعلى: وهو جزء من بناء الشخصية يرتبط بالأخلاق، والمبادئ، والنقد الـذاتي، ويُشكل بواسطة إندماج الطفل مع الأشخاص المهمين وخاصة الوالدين (Shilling, 1984).

4. التثبيت: ويحدث عندما يثبت ويستقر النضج النفسي ـ الجنسي ـ في مستوى معـين، ويظهـر التثبيت على شكل تعلق لدى الفرد ـ في مرحلة لاحقة من مراحل النمو ـ بشخص أو موضـوع يثبت فيـه تعلقـه السابق المتكـون لديـه في مرحلـة الطفولـة بشكل خـاص (رفاعي، 1982) (Shilling, 1984).

5. التحويل: وهو نقل أو تحويل مشاعر وعواطف الفرد ـ والتي تكونت لديه في مراحل سـابقة تجاه أشخاص مهمين ـ إلى المعالج بشكل لا شعوري، بحيث يصبح المعالج هو مركز اهتمام المتعالج. وقد تكون هذه المشاعر سلبية أو إيجابية (رفاعي، 1982) (Shilling, 1984).

6. التحويل المضاد: وهو ردود فعـل المعـالج ـ تجاه المعـالج ـ الشعوريـة منها وغيـر الشعوريـة (Shilling, 1984).

7. التداعي الحر: وهو تعبير المريض التلقائي لكل مـا يخطر عـلى بالـه دون الاختيـار او التقيـد بالأخلاق. وهو الأسلوب الأول لإطلاق الخبرات أو الأحداث المكبوتة (رفاعي، 1982)   (Shilling, 1984).

8. التفسير: وهو الوقوف عند الحالة النفسية لاستخراج الـدوافع والمحتويـات اللاشعوريـة فيهـا من خلال تحليلها وفهم ما يمكن أن تضمه من رموز وإشارات بغيـة الوصـول في النهايـة إلـة معناها ودلالاتها (رفاعي، 1982 ص 35).

9. التنفيس: ويتضمن إطلاق وتحرير الشحنة الإنفعالية المكبوتة للتخفيف من أثرهـا في تكـوين الاضطراب النفسي. وهذا يتطلب توفير المناخ المناسب

لخروج المادة المكبوتة من اللاشعور، ومن ثم تفسيرها ومعرفة دلالاتها (رفاعي، 1982).

10. الحافز: وهو عبارة عن مقوم نفسي ينتج تنبيه أو إثارة، هذا التنبيه أو التوتر يدفع الفرد للقيام بنشاط معين (Shilling, 1984).

11. الشعور: هو جزء من الحياة العقلية يعيه الفرد ويدركه (Shilling, 1984).

12. الطاقة الجنسية (أو طاقة الحياة): وهي عبارة عن حافز او طاقة نفسية ترتبط مع الجوانب الجنسية. وهي الفعالية التي تقدم اللذة للفرد -بالمعنى الواسع للكلمة- هذا وتتواجد هذه الطاقة مع الفرد منذ الولادة، وتظهر في أجزاء الجسم المختلفة، حيث أنها تتركز في أجزاء معينة من الجسم في مراحل معينة من نمو وتطور الفرد (رفاعي، 1982) (Shilling, 1984).

13. عقدة أوديب: وهي ترجع إلى الاتصال بين الطفل والوالد من الجنس الآخر. ويقابل هذا الاتصال مشاعر معاكسة تجاه الوالد من نفس الجنس (Shilling, 1984).

14. العملية الأولية: تظهر هذه العملية من خلال الإطلاق الحر للمنبهات والطاقة النفسية دون مراعاة المنطق أو الواقع أو حتى مطالب البيئة (Shilling, 1984).

15. العملية الثانوية: تتسم بالمنطقية والعقلانية، وتراعي متطلبات البيئة (Shilling, 1984).

16. الغريزة: تشير إلى حالة استثارة جسمية فطرية (أو حافز) تسعى إلى التعبيرعن التوتر والتخلص منه، هذا ولا يمكن تبرير الغريزة (جابر، 1986) (Shilling, 1984).

17. اللاشعور: هو جزء من الحياة العقلية، والذي تقع فيه حالات نفسية كثيرة لا يعيها الفرد، ومن الصعب عليه أن يستدعيها بشكل مباشرة (رفاعي، 1982) (Shilling, 1984).

18. ما قبل الشعور: وتضم الأفكار غير الموجودة في الوعي حاليا، ولكن يمكن استدعائها إلى الوعي بجهد شعوري (Shilling, 1984).

19. مبدأ اللذة (المتعة): وهذا المبدأ ينطلق من مفهوم أساسي في التحليل النفسي، وهو أن الناس يميلون لتجنب الألم وعدم الارتياح ويسعون للحصول على الإشباع واللذة(Shilling, 1984.P.21).

20. مبدأ الواقع: يوضح هذا المفهوم أنه يتم تعديل مبدأ اللذة بشكل عادي من خلال متطلبات واحتياجات العالم الخارجي، والتي لا مفر منها (Shilling, 1984.P.21).

21. المقاومة: الأصل في المقاومة –في التحليل النفسي- دلالتها على مقاومة المتعالج إنجاز عملية العلاج. ويمكن النظر لها بطرق مختلفة مثل: رفض المتعالج إخراج الخبرات المكبوتة، رفضه لتفسيرات المعالج ... الخ (Shilling, 1984).

22. النرجسية: تعبرعن حب الفرد لذاته، ومعارضته لحب الآخرين (Shilling, 1984).

23. الهو: هو جزء من بناء الشخصية والذي يعتبر مستودعا للرغبات اللاشعورية وللغرائز والتي غالبا ما تكون مؤلمة أو محرمة (Shilling, 1984).

النظرة إلى الطبيعة الإنسانية :

يؤكد فرويد على أهمية الغرائز في تشكيل الطبيعة الإنسانية، وهذه الغرائز فطرية، والعلاقة بينها وبين قوانين المجتمع هي علاقة صراع (عبد الرحيم، 1981).

ويبين فرويد أن لدى الإنسان مجموعتين من الغرائز الأساسية، وهما غرائز الحياة، وغرائز الموت.

1) غرائز الحياة (أو الجنس) Eros:

غريزة الحياة تشتمل على القوى التي تحافظ على بقاء الذات، وعلى العمليات الحياتية اليومية. وطاقة هذه الغريزة تسمى الطاقة الجنسية Libido.

2) غرائز الموت (Thanatos):

هذه الغرائز هي وراء مظاهر القوة والعدوان والانتحار والقتل. ولم يطلق فرويد أي اسم على طاقة غرائز الموت كما فعل بالنسبة للطاقة الليبيدية. يعتقد فرويد أن لدى كل شخص رغبة لا شعورية في الموت، ورغبة للعودة إلى حالة عدم العضوية. فكأن هدف الفرد في الحياة هو الموت.

لذا يكون العدوان بالبداية موجها نحو الذات لإشباع الرغبة في الموت، ولكن بسبب وجود غريزة الحياة، والتي تشتمل حفظ الفرد لذاته، يتجه العدوان نحو الآخرين (جابر، 1986) (Patterson, 1986).

وكنتيجة لذلك يبين فرويد أن العدوانية هي ميل أصيل في الطبيعة الإنسانية، وأنها ليست ناتجة عن الفساد الاجتماعي (عبد الرحيم، 1981).

وينقل –عدنان عبد الرحيم في كتابه فرويد والطبيعة الإنسانية- عن فرويد قوله في أحد كتبه: "العدوانية استعداد غريزي ابتدائي له استقلال ذاتي لدى الكائن البشري" (عبد الرحيم، 1981 ص 25).

وفيما يلي عرض لمجموعة من الافتراضات حول الطبيعة الإنسانية، من وجهة نظر فرويد:

1. الشخصية عبارة عن نظام من الطاقة تدعم بواسطة حوافز غريزية بيولوجية.

2. هذه الحوافز موجهة نحو التقليل من التوتر البيولوجي، وتتعارض مع القيود البيئية والقوانين الاخلاقية.

3. النمو النفسي هو نتيجة لمواجهة متطلبات التغير بشكل ناجح، ونتيجة للصراع بين الغرائز والبيئة والمجتمع.

4. يتقدم النمو خلال مراحل نمائية ثابتة، يجب أن يتم إشباع حاجات كل مرحلة قبل الانتقال إلى المرحلة التالية.

5. النشاطات الإنسانية مبالغ في حتميتها، كل أشكال السلوك ناتجة عن المحددات الشعورية واللاشعورية. فسلوك الإنسان ليس حرا إنما هو عشوائي وتلقائي إلى حد ما.

6. المحددات اللاشعورية محكومة بقواعد، ولها تأثير على الأفكار والتصرفات أكثر من المحددات الشعورية.

7. خلال العقد -والتي تجبر الفرد على التنافس- يكون من الصعب على الفرد المحافظة على التوازن، ويكون من السهل أن ينحرف، نمو الفرد. بالتالي يكون من الصعب الوصول للحياة السوية بالنسبة للفرد (Shilling, 1984).

وهكذا، يظهر أن فرويد أكد بشكل كبير على دور العوامل البيولوجية مثل الوراثة، النضج ... في نمو السلوك الإنساني. كما أنه ركز على فكرة أن سلوك الإنسان حتمي، بمعنى أنه محدد سلفا بالخبرات الماضية وخاصة خبرات السنوات الخمس الأولى من الفرد. بالتالي سيكون من الصعب تغيير السلوك الإنساني (Patterson, 1986).

نظرية الشخصية :

كان من بين ما انتهى إليه فرويد نظرية متكاملة في الشخصية، وتشكل هذه النظرية الأساس من نظرية التحليل النفسي في الاضطرابات النفسية وتكونها، ومن اتجاهه الخاص بالمعالجة النفسية (رفاعي، 1982).

هذا ومن خلال قيام فرويد بتفسير الأحلام، حاول أن يضع نظريـة طبوغرافيـة للعقـل، وقـد قسـم العقل إلى ثلاث مناطق، وهي: اللاشعور، ما قبل الشعور، والشعور. آخذا بعين الاعتبار صلـة هـذه المنـاطق بالوعي (Shilling, 1984). وفيما يلي عرض لهذه المناطق:

1. **الشعور** (Unconscious): إن جزءا من حياة الفرد يختفي وراء الوعي. ويعتبر اللاشـعور مسـتودعا للمشاعر والأفكار المكبوتة، واللاشعور يـؤثر في خبـرة الفـرد وسـلوكه. عـادة المـواد الموجـودة في اللاشعور تكون غير متوفرة للوعي. وممكن أن تصبح شعورية فقط مـن خـلال مـا قبـل الشـعور (Shilling, 1984+Patterson, 1986).

اللاشعور مرتبط بما يطلق عليه فرويد "بالعملية الأولية" والتي تكون موجبة نحـو إشباع الرغبات، وإطلاق الطاقة الغريزية "عمليات مبدأ اللذة".

اللاشعور لا يعمل وفق مبدأ المنطق، يستمتع بالتناقضـات، يـرفض أن يقـول لا للرغبـات، ومحتوى اللاشعور محدد بإشباع الرغبات. وهو يوفر مادة للأحلام وللأعراض العصبية.

كـما أن اللاشـعور يحتـوي عـلى تصـورات واسـتنتاجات عقليـة للغرائـز، وخاصـة الغرائـز الجنسية (Shilling, 1984).

2. **ما قبل الشعور** (Preconscious): وهي منطقة من العقل لا تكون موجودة عندما يولد الشخص، ولكنها تنمو وتتطور مع استمرار تفاعل الفرد مع البيئة، وقد ينظر لها عـلى أنهـا شاشة تفصل بـين الشعور واللاشعور. المواد في اللاشعور ممكن أن تصبح شعورية عنـدما تـربط بكلـمات ومـن ثـم تصل إلى ما قبل الشعور.

من جهة أخرى، واحدة من وظائف ما قبل الشعور هي العمل كمراقب، بحيث يكبت الأمنيات والرغبات ويبقيها في اللاشعور.

نمط النشاط العقلي المرتبط بهذه المنطقة يسمى "العملية الثانوية" وهي موجهة لتجنب عدم اللذة، كما أنه يؤخر إطلاق الغرائز، وينظم الطاقة العقلية بحيث تخدم المنطق والواقع (Shilling, 1984+Patterson, 1986).

3. **الشعور (Conscious)**: يرى فرويد أن الشعور له وظيفة أعضاء الحس من حيث إدراك الحالات أو الصفات النفسية. والمواد تصب في الشعور من اتجاهين، وهما: العالم الخارجي، والمثيرات الداخلية (Patterson, 1986).

ويبين فرويد أنه لو تخيلنا أن العقل يشبه جبل الجليد، الجزء المرئي منه (فوق سطح الماء) -والذي يعادل 9/1 الجبل- يمثل الشعور، بينما الخط المائي الفاصل بين الجزء المرئي وغير المرئي يمثل ما قبل الشعور، أما الجزء المتبقي كم جبل الجليد تحت سطح الماء -والذي يعادل 9/8 الجبل- يمثل اللاشعور (Shilling, 1984).

هذا وقد ميز فرويد بين العملية الأولية والعملية الثانوية. فهو يرى أن العملية الأولية: غير منظمة، غير منطقية، ولا تخضع لإكراه الواقع. الهدف الأساسي لها هو الأطلاق السريع للطاقة العقلية.

مبدأ اللذة يستخدم ليصف الجهود المبذولة لتجنب التوتر، والتي تعتبر جوهرية في هذه العملية.

أما العملية الثانوية: فهي اكثر تنظيما وتقييدا، وهي تعكس وتخضع لمتطلبات كل من: الواقع، الوقت، والمنطق.

وقد صاغ فرويد مبدأ الواقع كآلية منظمة لهذه العملية، وينطلق هذا المبدأ من القدرة على تأجيل الإشباع الفوري من أجل الرضا بالمستقبل (Shilling, 1984).

بناء الشخصية:

يرى فرويد أن الشخصية في بناء ثلاثي الجوانب في أعماقه، لكل جانب من هذه الجوانب صفاته ومبادئه وخصائصه. وهذه الجوانب تتفاعل مع بعضها البعض لتشكل وحدة متكاملة. والسلوك يكون عادة نتيجة للتفاعل بين هذه الجوانب الثلاثة (رفاعي، 1982+1986 ,Patterson).

وهذه الجوانب هي:

1. **الهو (Id):** وهو النظام الأساسي، موجود عند الفرد منذ الولادة، منه يتحدد كل من الأنا والأنا الأعلى، لا ينمو مع الوقت، ويعتبر الهو مصدرا للطاقة النفسية، وللغرائز، واللذان يعتبران الأكثر أهمية لكل من الجنس والعدوان.

وظيفة الهو هي تفريغ وإطلاق الطاقة الموجودة لدى العضوية، والمحافظة على مستوى متدنٍ من التوتر، وللقيام بذلك يسعى الهو إلى إشباع الحوافز الغريزية بشكل فوري.

إذا الهو يعمل وفق مبدأ اللذة، كما أنه لا يخضع للواقع، فهو لا يميز بين الواقع الموضوعي، والواقع غير الموضوعي. هذا وعملياته هي من نوع العملية الأولية، وهذه العملية قد تؤدي إلى إحداث هلاوس أو أحلام من أجل إشباع الحوافز الغريزية للهو.

إذا.. فالعمليات التي يقوم بها الهو هي لا شعورية (Shilling, 1984 + Patterson, 1986 + Gilliland, 1989).

2. **الأنا (Ego)**: وهو نظام نفسي معقد، والذي يعمل كوسيط بين الهو والعالم الخارجي. ولا يكون الأنا موجود عند ولادة الفرد، ولكن مع زيادة التفاعل مع العالم، يتطور الأنا خارج الهو.

الانا يسعى للحصول على الإشباع ولكن ليس بنفس طريقة الهو، حيث أن الأنا يراعي متطلبات العالم الخارجي (Shilling, 1984 + Gilliland, 1989)، فالأنا يختار الوقت المناسب والطريقة المناسبة لإشباع الحاجات (رفاعي، 1982)، على سبيل المثال: الأنا قادر على تأجيل الإشباع -قصير المدى- من أجل إشباع حاجات طويلة المدى في المستقبل.

كما أن الأنا يعمل وفق مبدأ الواقع، وعملياته من نوع العملية الثانوية. هذا ويعتمد الأنا على الخبرات الماضية لإصدار أحكام حول أكثر الطرق فاعلية من أجل الوصول للإشباع (Shilling, 1984).

الأنا لا شعوري معظم الوقت، وكثير منه يقع في ما قبل الشعور لكي يكون من السهل إحضاره إلى الشعور (Patterson, 1986).

الأنا يعتبر منظما للهو، ويعمل كوصي على الشخصية، ووظائفه هي:

أ. تطوير الإحساس بالواقع.

ب. اختبار الواقع من خلال حكم وتقييم موضوعيين للعالم الخارجي.

ج. التكيف مع الواقع من خلال استخدام الفرد لمصادره الذاتية للوصول إلى حلول مرضية.

د. ضبط وتنظيم الحوافز الغريزية.

ه. تطوير حلول متبادلة ومرضية.

و. يحمي الأنا نفسه من التهديد (Shilling, 1984).

3. **الأنا الأعلى (Super Ego):** خـلال مواقـف نمائيـة عـدة يـتم تـذويت القيـم الخاصـة بالوالـدين (إيجابية كانت أو سلبية) من قبل الطفل. وهذا الجزء من الأنا يتشرب القيم الوالدية (أو قيم المجتمع) لذلك يسمى الأنا الأعلى (Shilling, 1984).

والأنا الأعلى يمثل الجانب الأخلاقي والاجتماعي من الشخصية، وهو يقدم المُثل أكثر من الواقـع، ويسعى للكمال وليس إلى المتعة أو الواقعية، وقد تطور نتيجة الحاجة إلى ضبط العدوان النـاتج عن عدم إشباع الحاجات (Gilliland, 1989).

ويتكون الأنا الأعلى من نظامين فرعيين وهما: الضمير، والأنا المثالي.

أ.   الضمير: قيم يتم تشربها من الآخرين، ويُظهر الامور التي يعتقد الفـرد أنـه يجـب عـدم القيام بها.

ب. الأنا المثالي: قيم يتم تعلمها عن طريق الطفل نفسه، ويُظهر الأمور التي يود الفرد القيام بها (Shilling, 1984).

أحدهما أو كليهما في صراع لا شعوري متكرر مع الهو.

نمو الشخصية:

يبين فرويد أن شخصية الفرد تتشكل خلال السنوات الأولى من حياته، كـما أنـه يفـترض وجـود عدد من مراحل النمو النفسية الجنسية، والتي -وإن كان هناك تنوع واختلاف بين الأفراد فيهـا- تبقـى في الأساس متشابهة لدى الجميع.

ولفهم نظرية فرويد بشكل جيـد، يجـب أن نفهـم أن فرويـد في حديثـه واستخدامه لمصـطلح "الجنس" يركز على المعنى الواسع للكلمة، وليس المعنى المستخدم بشكل عام لهذه الكلمة.

بالنسبة لفرويد فقد حدد المناطق الحساسة جنسيا والتي تتضمن: الفم، الشرج، والأعضاء التناسلية، ويعتقد أن هذه المناطق مهمة في نمو الشخصية لأنها تعتبر المصدر الأول للإثارة بالنسبة للطفل.

تكرار محاولات الطفل لإثارة هذه المناطق يؤدي إلى اللوم والإنتقاد من قبل الأهل، وهذا بدوره يؤدي إلى الإحباط أو القلق (Shilling, 1984).

هذا وقد وضع فرويد خمس مراحل لنمو الشخصية، ثلاث مراحل منها قبل التناسلية، يتبعها مرحلة كمون تمتد من خمس إلى ست سنوات، ومن ثم المرحلة التناسلية.

1) **المرحلة الفمية (Oral Stage):** المصدر المبدئي للمتعة -خفض التوتر- خلال السنة الأولى من حياة الطفل هو الفم. من خلال الفم يقوم الطفل بنشاطات معينة، حيث يقوم الطفل بالمص، والابتلاع خلال عملية التغذية -هذان النشاطان يوفران المتعة للطفل- وبعد ظهور الأسنان يلجأ الطفل إلى الحصول على المتعة عن طريق العض (Shilling, 1984).

ويبين فرويد أن هذه الأنشطة ممكن أن تظهر في سمات الشخصية المميزة، فمثلا التثبيت على مرحلة المص يؤدي إلى ظهور شخصية ساذجة، أو شخصية تتسم بالهدوء، الثقة، والتفاؤل. بينما التثبيت على مرحلة العض يؤدي إلى نمو السلوكات العدوانية وخاصة العدوان اللفظي، وظهور السلوك الاستغلالي والجدلي (Patterson, 1986+Shilling, 1984).

لذا يعتقد فرويد أن الخبرات الشعورية واللاشعورية - والتي ترجع إلى هذه المرحلة - تحتل موقعا رئيسيا في الحياة النفسية للطفل، والخبرات الجديدة تنظم ضمن نطاق هذه الذكريات (Gilliland, 1989).

ولأن الطفل في هذه المرحلة يكون معتمدا بشكل كلي على والدته في توفير كل من الحماية والرعاية والتغذية، فإن علاقته مع أمه يحتمل فيها نوعين من التهديد، وهما:

أ.   إذا كانت العلاقة قوية جدا ومريحة جدا، ممكن أن يصبح الطفل اعتماديا في المستقبل.

ب. من ناحية أخرى إذا كانت العلاقة ضعيفة ومسببة للقلق والتوتر، ممكن أن يطور الطفل مشاعر من عدم الأمن يصعب التخلص منها.

أما إذا اتصفت العلاقة بقرب و دفء مناسبين دون أن يكون مبالغ فيهما، سيطور الطفل روابط تتسم بالمحبة والثقة مع الآخرين (Shilling, 1984).

2) **المرحلة الشرجية** (Anal Stage): خلال السنة الثانية من حياة الطفل، يدرك بضغط العضلة العاصرة -بفتحة الشرج- كمصدر يسبب الشعور بالارتياح، وبمجرد أن يكتشف الطفل كيفية إزالة الشعور بعدم الارتياح، يبدأ الوالدين بتدريب الطفل على استخدام دورة المياه، وهذا هو الصراع الأول الرئيسي بين الطفل والوالدين (Shilling, 1984).

الذكريات والأفكار المرتبطة بهذه المرحلة تتضمن النشاطات التالية: الإزاحة، الاحتفاظ، التلويث، والنظافة. مرة أخرى هذه الأنشطة ممكن أن تظهر في سمات الشخصية (Gilliland, 1989).

ومرة أخرى نوعية العلاقة بين الطفل والوالدين أمر حاسم، فإذا كانت العلاقة تتسم بالقسوة من قبل الوالدين، ربما يلجأ الطفل للتمرد عن طريق الاحتفاظ بالفضلات. وممكن أن تتطور شخصية تتسم بالبخل والعناد. أما إذا كانت العلاقة مريحة، وتم مدح الطفل على جهوده، فسيؤدي هذا إلى نمو شخصية تتسم بالابتكار والإنتاج (Shilling, 1984).

هذا وتمتد المرحلتان الأولى والثانية عبر السنوات الثلاث الأولى من حياة الطفل (رفاعي، 1982).

3) **المرحلة القضيبية (Phallic Stage)**: يبدأ بين الأعمار ثلاث وخمس سنوات النمـو النفسيـ بـالتمايز والاختلاف بين الأولاد والبنات، من حيث امتلاكهم أو عدم امتلاكهم للقضيب.

خلال هذه الفترة يظهر الولد اهتماما بأعضائه التناسلية، ويزداد الخيال والفضول الجنسيـ لـدى الطفل.

ويصبح التهديد من الخصاء واقعي عندما يكتشف الولد أن البنـت لا تمتلك قضيب، أمـا البنـت فتشعر بالحرمان والحسد عندما تصبح على وعي بأنها لا تمتلك قضيب.

وضح فرويد أن كلا مـن الأولاد والبنـات يقيموا القضيب بشكل مرتفـع، ولـديهم الخـوف مـن الخصاء.

هناك معلم رئيسي في هذه المرحلة لكلا الجنسـين وهو عقدة أوديب (بالنسبة للبنـات فتسمى عقدة الكترا)، وهي ترجع لأسطورة من الأساطير اليونانية عن شخص قتـل والـده وتـزوج والدتـه. فيفترض فرويد أن الطفل ينجذب جنسيا إلى الأب مـن الجنس الآخـر، وفي نفس الوقت يشعر الطفل بالغضب تجاه الأب من نفس الجنس.

فالولد مثلا يرى أن أبيه هو المنافس له في محبة أمه، لذا تخيل أنه:

أ.   إما أن يأخذ مكان الأب -يصبح المحب للأم- وهذه تسمى عقدة أوديب الإيجابية.

ب. أو أن يحل الولد محل الأم، بحيث يتوحد مع الأب -يصبح المحـب للأب- وهذه تسمى عقدة أوديب السلبية.

في عقدة أوديب الإيجابية الولد يعتقد أن والده سيعاقبه -لأنه يمثل المنافس للأب- عن طريق إزالة القضيب (قلق الخصاء)، أما في عقدة أوديب السلبية يخاف الولد من أن يصبح شبيها بأمه (أي بلا قضيب). وبكلا الحالتين يفقد هويته.

أما بالنسبة للبنت فيمكن أن ترتبط بوالدها كمنافسة للأم، بحيث أنها تبدأ بالإنجذاب نحو والدها -بعيدا عن الأم-، ويزداد استياء البنت عمقا عندما تلوم والدتها، لأنها السبب في نظر البنت في عدم امتلاكها للقضيب (Shilling, 1984).

وعلى الرغم من حب البنت لوالدها، إلا أنها تشعر بالغيرة منه لأنه يمتلك ما ينقصها، ولكن مع مرور الوقت تتعدل عقدة الكترا لدى البنت عن طريق الواقع وإدراكها له، وتضعف بمرور الزمن (Patterson, 1986).

4) **مرحلة الكمون (Latency Stage):** في هذه المرحلة يكون الطفل قد وصل إلى عمر خمس أو ست سنوات، ويضعف تأثير عقدة أوديب، ويتم كبت ذكريات الطفل. المشاعر الجنسية يتم استبدالها بمشاعر من المحبة، كما أن قوة العداء تضعف.

خلال هذه المرحلة تقوى الأنا. وينخرط الطفل في النشاطات المعرفية، ويقضي وقتا أطول مع الأطفال من نفس الجنس، ويرتبط بشكل أكبر بمبدأ الواقع، وكل هذه التغيرات ترتبط بوظائف العملية الثانوية.

يتم خلال هذه المرحلة تشرب لمزيد من القيم الوالدية، ويتشكل مركز الأنا الأعلى. وتستمر مرحلة الكمون حتى البلوغ، والذي يقع ما بين عمر 9-14 سنة (Shilling, 1984).

5) **المرحلة التناسلية (Genital Stage):** بينما تتصف المراحل الثلاثة الأولى للنمو بالنرجسية، خلال هذه المرحلة، حب الذات يبدأ بالتغير إلى حب الآخرين، ومع بداية البلوغ، يدخل الطفل في مرحلة من النمو يتم فيها نضج سلوكات الطفل التي يوجد بها ميل للجنس الآخر (Shilling, 1984).

وفي هذه المرحلة يظهر التطبيع الاجتماعي، المشاركة في النشاطات الجماعية، الزواج، وتكوين الأسرة، النمو والتخطيط المهني، كل هذه الأنشطة تظهر خلال هذه المرحلة (Gilliland, 1989).

هذا والفرد العادي لم يعد يحصل على المتعة عن طريق الفم أو الشرج أو النشاطات المتضمنة إثارة جنسية، كما أنه لا يهتم بقلق الخصاء وعقدة أوديب غير المعالجة، ولكنه يحصل على المتعة الكبرى من خلال العلاقات مع الأفراد من الجنس الآخر. تأثير المراحل ما قبل الجنسية لا يختفي، ولكنه يندمج مع تأثير هذه المرحلة (Shilling, 1984).

بالتالي فالتنظيم النهائي لشخصية الفرد هو وظيفة لكل المراحل النمائية السابقة، والتي يستمر تأثيرها في شخصية الراشد (Shilling, 1984).

مراحل الحب (Love Stages):

فرويد يعتبر الإنسان حيوان مؤكد للحب، ويُعتبر الحب –من وجهة نظره- حالة من الجاذبية المتبادلة، بالتالي حتى تحب شيء (أو شخص) يجب أن تحصل من موضوع الحب على بعض الرضا.

ومن وجهة نظر فرويد هناك مراحل للحب يمر بها الإنسان، وهي:

1. **حب الذات (Self-love):** عندما يولد الطفل، لا يعرف إلا شيئا واحدا فقط وهو ذاته، فلا يوجد شيء واقعي سوى ذاته، جسده يصف ويعرف ويعبر عن العالم كله.

يستطيع الطفل أن يعرف الأشياء التي تبدو واضحة لحواسه، فإذا لم يكن باستطاعته لمس، أو تذوق، أو شم، أو رؤية شخص ما أو شيء ما، فهذا يعني أن هذا الشيء غير موجود.

ولأن الذات تعتبر الموضوع الأول لحب الفرد، ولأن ذاته تعتبر ملكه، فلا يمكن أن يكون جزءا منها، هذه المرحلة تعتبر الأطول والأقوى من بين مراحل الحب الأخرى. فالفرد يبدأ حياته بحب ذاته، وينهيها بشعور بحب الذات، فلا يوجد حب أقوى من هذا الحب.

2. **حب الوالدين** (Parental Love)**:** مع نمو الطفل، يجد أن هناك موضوعات (أو أشخاص) خارجية تظهر في شكل الأم، أو الأب، أو الكبار المهمين، والذين يقومون بأعمال لطيفة بالنسبة للطفل، يقدمون لهم الطعام، والملبس، يلعبون معه ... إلخ كل هذه الأعمال مريحة بالنسبة للطفل.

لذا يكتشف الطفل أن هذه الأمور المريحة ممكن أن تزيد إذا قام هو ببعض السلوكات مثل الإبتسام، الضحك، ... إلخ، وكنتيجة لذلك تنشأ علاقة تبادلية بين الطفل وأمه (على الأغلب) أو والده، أو كليهما. أيضا هذه العلاقة تتميز بأنها طويلة وقوية.

3. **حب الخيال** (Fictional Love)**:** مع استمرار نمو الطفل يجد أن موضوعي الحب الحاليين محدودان، فلدى الفرد مشكلة مع ذاته، حيث أنه لا يستطيع الخروج خارج نطاق ذاته، فهو محدد بقدراته وصفاته، كذلك بالنسبة للوالدين يسببان المشاكل بالنسبة له، من خلال القواعد التي يفرضانها عليه.

الآن عالم الفرد أوسع، فهو يرى أن هناك أشخاصا آخرين يقومون بأمور مثيرة (يتعرف الفرد عليهم من خلال الصحف، المجلات، التلفاز .... إلخ). هنا يبدأ الطفل باستخدام مخيلته، بحيث يصبح أكثر وعيا بإبطال القصص المتميزين، وما يستطيعون القيام به من أجله، بالتالي يقع في حبهم.

الطفل يقع في حب هؤلاء الأشخاص (المتخيلين) لأنهم من خلال الخيال يحققون للطفل أمور لا يستطيع الحصول عليها في الواقع.

ولكن مع مرور الوقت، موضوعات الحب هذه تصبح نمطية ومحدودة بالنسبة للفرد، فهي لا تقوم بأي شيء فعلي بالنسبة له.

4. **حب للجنس المماثل (Homosexual Love):** مع نمو الفرد ومروره بمراحل النمو الفمية، الشرجية، والقضيبية، يطور الفرد حبا لجسده. ويبين فرويد أن كل الأفراد يولدون ثنائي الجنس، فكل الذكور لديهم بعض الصفات الأنثوية، والعكس صحيح. دمج هذه الفكرة، مع فكرة وجود التشابه في الأعضاء الجنسية -بين الذكور والإناث- يشكل القاعدة الأساسية لهذه المرحلة ويجب ألا يتم تفسير السلوكات في هذه المرحلة على أنها انحراف جنسي.

5. **حب للجنس الآخر (Heterosexual Love):** مع وصول الفرد للمرحلة التناسلية من النمو، يبدأ الأولاد والبنات باكتشاف أن هناك بعض الأمور الجذابة في الأفراد من الجنس الآخر. وممكن أن تصل هذه المرحلة في النهاية إلى أن يختار الفرد شريك حياته (Bischof, 1984).

النظرة إلى السلوك المضطرب:

هناك مجموعة من العوامل تؤدي إلى ظهور السلوك العصابي (المضطرب). وهذه العوامل هي:

أ. العوامل البيولوجية: حيث أن الفرد يعاني من (العجز والاعتمادية)، ونتيجة لذلك يتولد القلق لدى الفرد من فقدان المصدر الذي يعتمد عليه، وينتج عن ذلك حاجة الفرد لأن يكون محبوبا، وهذه الحاجة لا تختفي.

ب. العامل النشوئي النوعي: المقصود به هو أن النوع الإنساني، خلال مراحل النمو الجنسي توجد فترة إنقطاع (أو اضطراب) وهي مرحلة

الكمون، فالفرد في المراحل التي تسبق مرحلة الكمون ينظر للرغبات الجنسية على أنها محرمة، ويميل إلى كبتها، لذا يكون الخوف من أن يتبع الفرد نفس الأسلوب في مرحلة المراهقة، وأن يكبت رغباته الجنسية (Patterson, 1986).

ج. العامل النفسي: ينمو السلوك العصابي عندما يكون هناك صراعات داخلية نفسية بين الدوافع -عادة الجنسية- وبين الخوف (من متطلبات الواقع والمجتمع)، وكنتيجة لذلك لا يتم إشباع هذه الدوافع، وعندما لا يتم إطلاق الطاقة الجنسية للدافع، الدافع نفسه يجب أن يكبت، ومع ذلك عملية الكبت تستخرج الدافع لا شعوريا -حيث أنها لا تبدد طاقتها- وكنتيجة لذلك، تظهر الطاقة المحبوسة للحافز (الدافع) المكبوت وتثور كعرض عصابي.

- وخلال نمو الشخصية، الكثير من التقلبات تحصل والتي تسهم في نمو السلوك غير المتكيف، فالحرمان من الدفء والرعاية الأمية في الأشهر القليلة الأولى من الحياة، ممكن أن يضعف نمو الأنا. وعدم التناسق لدى الآباء، القسوة الزائدة، أو التساهل الزائد، كلها ممكن أن تجعل الأنا الأعلى يقوم بوظائفه بشكل غير مناسب.

كما أن التناقض في الحوافز الغريزية ممكن أن يدمر قدرة الأنا على أن تصعد واحدة أو أخرى من الحوافز المتناقضة، وهذا يمنع ظهور الوظائف التلقائية.

بشكل مختصر: يظهر السلوك العصابي بسبب عدم التوازن بين الحوافز التي تتطلب إطلاق، وبين القوى الديناميكية (المتغيرة) والتي وظيفتها ضبط تلك الحوافز. فعندما يكون من غير المستطاع تحمل هذه

الحوافز (أو الدوافع) على المستوى الشعوري، ومن غير الممكن الدفاع عنها. فليس أمام الأنا سوى تشكيل الأعراض العصابية، والهدف الأولي للسلوك العصابي هو تقليل التوتر أو التناقض.

— كذلك بالنسبة لخبرات الطفولة، فبعض هذه الخبرات يعتبر مخيفا بالنسبة للفرد وجارحا -خاصة المتعلق منها بالخيالات الجنسية وبعقدة أوديب- إن استدعاء هذه الخبرات قد يهدد علاقة الطفل بوالده، ولحماية الأنا في هذه العلاقة، يميل الطفل إلى إنكار هذه الخبرات وكبتها في اللاشعور.

وعندما تكبت هذه الخبرات، فإن المتعة المرتبطة بها سوف تكبت أيضا، وبما أن المتعة (الإثارة) هي طاقة نفسية، فإن هذه الطاقة لن تخسر، فالطاقة المكبوتة ستبقى موجودة في الهو على شكل حوافز جنسية، وفي مرحلة الشباب بعض الأحداث ممكن أن تحرر هذه الطاقة، ولكن من خلال شكل جديد، الذاكرة تحتفظ بالخبرات الأصلية المكبوتة، والشكل الجديد ممكن أن يكون ظاهر (Shilling, 1984).

القلق من وجهة نظر فرويد:

تحرير الطاقة الجنسية ينطوي على تهديد الأنا، القلق يشير إلى وجود خطر على الأنا. وقد وصف فرويد القلق بأنه شعور غير مريح يرتبط بالإثارة في الجهاز العصبي الذاتي (اللاإرادي).

ويبين فرويد أن هناك ثلاث نماذج للقلق، وهي:

أ. **القلق الواقعي (أو الموضوعي):** وهو خبرة إنفعالية غير ممتعة من إدراك الفرد إلى وجود خطر في العالم الواقعي. الأنا يدرك التهديد في القلق الواقعي، ويتعلم كيف يتعامل معه من خلال تجنب المواقف التي تنطوي على تهديد.

ب. **القلق العصابي:** هنا تصبح مخاوف الأنا مبالغ فيها بسبب متطلبات الهو الغريزية. القلق العصابي ممكن أن يعبر عنه بثلاث طرق: القلق الهائم الطليق، والمخاوف المرضية ونوبات الهلع.

الشخص الذي يعاني من القلق الهائم لديه خوف مزمن من خطر وشيك الحدوث. أما الخوف المرضي، فهو خوف قوي غير منطقي من شيء أو حدث محدد.

أما نوبات الهلع فتوصف بأنها ظهور مفاجئ لخوف قوي مضعف للفرد، بدون وجود سبب واضح.

ج. **القلق الأخلاقي:** وهو نتيجة للصراع بين دوافع الهو ووظائف الأنا الأعلى عادة يصاحبها مشاعر قوية من الذنب والزيف.

في هذه النماذج الثلاثة الأنا تُهدد بشكل مبالغ فيه من قوى داخلية أو خارجية. وهي تختلف فقط في مصدر القلق: في النوع الأول مصدر القلق هو العالم الواقعي للأنا، في الثاني العالم اللاشعوري للهو، وفي الثالث الأوامر الوالدية للأنا الأعلى.

أيا كان مصدر القلق، فالعصاب ينشأ عن التوزيع الكمي للطاقات وليس فحسب من وجود الصراع.

فالسلوك إذا يعتبر مرضيا إذا أصبح غير قابل للإدارة، وإذا تعارض مع حياة الفرد اليومية (Shilling, 1984).

آليات الدفاع :

إذا أرسل القلق إشارات دالة على وجود خطر على الأنا، كيف يتعامل الأنا مع هذا الخطر؟ فرويد يوضح أن هناك طريقتين للتعامل مع هذا التهديد أو الخطر:

أ. استخدام الطرق الواقعية لحل المشكلات.

ب. استخدام طرق غير واقعية ولا شعورية لتحريف وإنكار الواقع يُطلق عليها فرويد اسم آليات الدفاع (Shilling, 1984).

وحيث أن الفرد ليس بوسعه دائما مواجهة التهديد بطرق منطقية، فإنه يلجأ إلى الطرق الملتوية، بحيث يحدث تحريفات على الواقع بحيث يصبح أقل تهديدا للأنا.

وفيما يلي عرض لآليات الدفاع:

1) **الإنكار (Denial):** وهو أن ينكر الفرد حقيقة واضحة قائمة، وأن يتصرف كأن هذه الحقيقة لا وجود لها على أرض الواقع. ويختلف الإنكار عن الكذب، بأنه في حالة الكذب يكون الفرد على وعي بأنه يخفي حقيقة ما، أما في الإنكار فالفرد لا يكون واعيا بذلك.

ويستخدم الناس الإنكار كاستجابة أولى في حالة الأخبار السيئة، بحيث تظهر استجابات مثل: أن هناك خطأ في نقل الخبر. ويمكن أن يعيق الإنكار التكيف عندما يعطل قيام الفرد بمحاولات لمواجهة الموقف عن طريق حل المشكلات.

2) **الكبت (Repression):** وهو عملية إبعاد الذكريات المزعجة، أو المشاعر والرغبات المحرمة عن حيز الشعور (بحيث تصبح لا شعورية) وهذا لا يعني أنها قد انتهت، حيث أنها تستمر في تأثيرها على الشخص.

إن استدعاء المواد المكبوتة يخفف من القلق الناتج عن الكبت، وينتج عن الزيادة في استخدام الكبت أن يصبح الفرد جامدا، متوترا، حساس بدرجة كبيرة تجاه العديد من الموضوعات المرتبطة بالمواد المكبوتة.

3) **الإسقاط (Projection):** هو أن نعزو صفات أو رغبات موجودة لـدينا لأشخاص آخرين. كذلك إلقاء اللوم على الآخرين هو نوع من الإسقاط.

4) **التحويل العكسي (Reaction Formation):** وهو أن نتبنى إتجاهات أو تصرفات لا تتفق ورغباتنا ‑كأن يبالغ الفرد بالترحيب بضيف جاء في وقت غير مناسب‑ ولا يتفق التحويل العكسي للسـلوك مع رغبات الفرد الحقيقية. لذا من السهل أن تؤدي حادثة بسيطة إلى عكسه.

5) **النكـوص (Regression):** وهـو العـودة إلى مرحلـة سـابقة مـن مراحـل النمـو كـأن يشـعر الفـرد بالإطمئنان خلالها.

فالطفل الذي تخلص من التبول اللاإرادي، قد يعود للتبول اللاإرادي كي يلفت إنتباه والديه.

ويؤدي الإستخدام الزائد للنكوص إلى صعوبات في العلاقات الإجتماعية مع الأهل والأصدقاء، وإلى مشكلات في التنشئة الإجتماعية.

6) **الإبدال (Displacement):** إعادة توجيه المشاعر القوية من شخص لآخر، أو من موضوع لآخر.

فالطفل الذي يشعر بالغضب تجاه أبيه، قد يوجه غضبه نحو أخيه الصغير.

7) **التقمص (Identification):** هو أن يقوم شخص بتذويت خصائص شخص آخر، أو جماعـة بحيـث تصبح خصائصه الذاتية ‑كأن يتقمص مراهق شخصية أحد نجوم السينما‑ قد يؤدي الـتقمص إلى تعلم تصرفات مناسبة، وقد يؤدي إلى عكس ذلك (تعلم سلوكات عدوانية، لا اجتماعية).

8) **التعويض (compensation):** وهو إظهار الفرد لجانب قوة لديه لكي يخفي جوانب ضـعف يـدرك وجودها، فقد يظهر الطالب الضعيف مـن الناحيـة الحركيـة اهتمامـا زائدا بالنجـاح في مجـال التحصيل الدراسي.

9) **التبرير (Rationalization):** وهو أن يقدم الفرد تبريرات مقبولة اجتماعيا ونفسيا لتصرفات (أو مشاعر، أو أحداث) غير مقبولة أو مزعجة. مثل أن يقول الطالب أنه لم يدخل الجامعة لأنه لا يحب جو الاختلاط، لا لأنه لم يُقبل فيها.

10) **التسامي (Sublimation):** هو أن يحول الفرد النزعات أو الرغبات العدوانية والجنسية إلى نشاطات ذات قيمة.

11) **الكظم (Suppression):** هو الإبعاد المقصود للمشاعر أو الرغبات غير المقبولة اجتماعيا. والكظم هو أقرب آليات الدفاع إلى حيز الشعور، وبذا يختلف عن الكبت باعتبار أن الكبت يحدث بطريقة لا شعورية (حمدي ورفاقه، 1992).

12) **التثبيت (Fixation):** وهي عملية توقف النمو النفسي، حيث أن الفرد يفشل في الانتقال من مرحلة نمائية معينة إلى مرحلة أخرى. الناس بشكل عام يشعرون بالقلق عندما يواجهون بضرورة المشاركة في سلوكات جديدة، حيث أنهم يشعرون بالقلق فيما يتعلق بالأداء الجيد، خوف من الفشل، خوف من العقاب. ولكن معظم الناس يجازفون من أجل النمو، ولكن بعض الأفراد يشعرون بقلق شديد لمجرد التفكير في المواقف المحبطة، لذا يرفضون المشاركة في سلوكات جديدة، وبالتالي يبقون متوقفين في مستوى نمائي مبكر (Gilliland, 1989).

مما سبق يتضح أن آليات الدفاع تسهم في خفض القلق، وفي المحافظة على مفهوم إيجابي عن الذات، ولكن المبالغة في استخدامها تؤدي إلى تشويه الواقع، مما يقلل من استمتاع الفرد بالحياة، ويحد من فرص التعلم المتاحة للفرد، والتي تأتي من خلال إدراكه للخبرات على حقيقتها دون تشويه.

نظرية فرويد في العلاج النفسي:

♦ أهداف العلاج :

1. الهدف والغرض الرئيسي للتحليل النفسي هو إحداث تغيير عميق في البناء الإنفعالي لشخصية المريض، بحيث يصل بالمريض إلى درجات أفضل من التحرر في الحديث ورؤية الوقائع ورؤية ذاته، بحيث يصبح أفضل تبصرا بذاته، ومحققا لها (رفاعي، 1982).

2. هذا ويصل الفرد إلى الاستبصار عندما يتم جعل ما هو موجود في اللاشعور مما يتصل بالإضطراب شعوريا، وهذا يتطلب دعم وتقوية الأنا، بحيث تشمل جوانب لم تكن تشملها في السابق، وإضعاف مكانة الأنا الأعلى في تكوين الدفاعات التي تمنع مكونات اللاشعور من الظهور، وتوسيع فهم ووعي العميل على ما يتضمنه الهو (رفاعي، 1982) (Shilling, 1984).

3. يهتم التحليل النفسي بمعرفة أسباب الإضطراب وليس مجرد التركيز على الأعراض (Patterson, 1986).

4. هدف عام للعلاج وهو مساعدة الفرد على فهم نفسه، وضبط حياته، واتخاذ قراراته بشكل جيد، والتعامل مع نفسه ومع الآخرين بشكل مباشر وشعوري. وهذا يتضمن درجة مرتفعة من الإداراك لبناء الشخصية الخاصة بالفرد (Shilling, 1984).

والجوانب التالية تمثل محكات لتحديد فعالية المعالجة:

أ. خفض الاعتمادية الطفولية.

ب. زيادة القدرة على تحمل المسؤولية.

ج.   النجاح في الزواج، العلاقات الإجتماعية والعمل.

د.   القدرة على العيش بسعادة (Shilling, 1984).

دور المعالج (أو المرشد):

1.   يجب أن يراعي المعالج إقامة مناسبة مع العميل، وأن يتجنب الظهور على شكل صورة للأنا الأعلى والمثل والقيم (رفاعي، 1982).

2.   ان يركز على إعداد المريض للتعامل مع المواد التي أصبحت مكشوفة، وذلك بتوفير نوع من تقليل الحساسية للمواد المدمرة للنفس (Shilling, 1984).

3.   يجب أن يكون المعالج دافئا، متقبلا، وألا يصدر أحكاما على المريض، ويجب أن يركز على أهداف العلاج (Shilling, 1984).

4.   يجب أن يركز المعالج في عمله على أن: ينصت، يشجع، يفسر، ويراقب. فهو يستمع لكل ما يقوله العميل، ويشجعه على الإستمرار في التعبير عن مشاعره والكشف عن المواد المكبوتة، ويقدم التفسير لدلالات المواد والمشاعر التي يعبر عنها المريض، ويراقب أقوال وحركات وتصرفات العميل للوصول إلى فهم أفضل له (رفاعي، 1982).

5.   يتجنب المعالج تقديم النصح والتوجيه للمتعالج، ويكتفي بالتعبير عن رأيه من حين إلى آخر (رفاعي، 1982).

دور المتعالج:

يقع على عاتق العميل التحدث عن ذاته، وتوفير المادة الأساسية التي سيتم مناقشتها خلال الجلسات، حيث أن فعالية المتعالج تتمثل في تكلمه وتعبيره عن مشاعره وأحاسيسه وذكرياته وتداعياتها (رفاعي، 1982).

عملية العلاج :

جلسات العلاج بالتحليل النفسي تمتد ما بين مرة أو مرتين في الأسبوع، في كل إجتماع يكون الحديث بين المعالج والمتعالج وجها لوجه لعدد من الدقائق، ومن ثم يستلقي المتعالج على أريكة والمعالج بعيدا عن مدى بصره، وتمتد هذه الجلسة ما بين 45-60 دقيقة (رفاعي، 1982).

ويتقدم التحليل النفسي من خلال ثلاث مظاهر رئيسية، وهي: التوجيه، عصاب التحويل، والإنهاء.

1. **التوجيه:** في بداية المعالجة، يحاول المعالج أن يأخذ فكرة عن حياة المريض من حيث الصراعات الرئيسية، محاولات العلاج في الماضي. وفي هذا الجانب يوجد اهتمام ببناء علاقة جيدة مع المريض، وتزويده بمعلومات عن القاعدة الأساسية في العلاج وهي التداعي الحر. كما يأخذ المعالج بعين الاعتبار المقاومة التي قد تظهر من قبل العميل.

2. **عصاب التحويل:** ويتطور عصاب التحويل عندما يصبح المريض مشغول بشكل أكبر في الحاضر أكثر من الماضي، وبشكل خاص في عملية التحليل نفسها.

في التحويل يعيد المريض استدعاء بعض المواد من الماضي، بحيث تظهر هذه المواد على شكل نماذج موجهة نحو المعالج.

في السابق كان ينظر لعصاب التحويل أنه عقبة خطيرة في طريق العلاج. إلا أنه في الواقع ممكن من خلاله التعرف على الكثير من صراعات المريض في الطفولة ومحاولاته لعلاجها.

العلاقة بين المعالج والمريض في هذا الجانب تصبح أكثر رسوخا، والهم الرئيسي ـ في هذا الجانب هو معرفة إلى أي مدى بدأ المريض في تطوير

قوة الملاحظة الذاتية، أي القدرة على التقويم الموضوعي للخبرات الإنفعالية.

3. **الإنهاء**: يبدأ هذا الجانب عندما يُحيي المريض مرة أخرى مواقف الطفولة ويبدأ بمعالجة الصراعات الطفولية بطرق فعالة. والمهمة الأكثر أهمية في هذا الجانب هي حل وتذويب التحويل -الإيجابي والسلبي- والذي أدى إلى تقدم التحليل إلى الأمام.

أساليب العلاج:

1. **التداعي الحر**: ويعتبر القاعدة الأساسية في التحليل، حيث أن المريض يتفق مع المحلل بأن يتحدث بكل شيء يخطر على باله، حتى لو كان غير مريح، أو يبدو أنه غير مهم، ... إلخ من غير أن يلجأ في ذلك إلى الاختيار أو التقيد بالاخلاق والمنطق.

في هذا الحال يكون من الممكن التغلب على رقابة الشعور، ويكون الشعور قائما ويقظا لدى الشخص (رفاعي، 1982) (Shilling, 1984).

ومع أن ما يقدمه المريض قد لا يبدو مترابطا، إلا أن كل تداعٍ مرتبط بسابقه بطريقة ما (Patterson, 1986). حيث أن هذه الترابطات محكومة بقوى لا شعورية محددة وهي:

أ. الصراع المسبب للعصاب.

ب. رغبة الفرد بأن يكون جيد.

ج. رغبته في إسعاد المحلل.

التفاعل بين هذه القوى ممكن أن يصبح معقدا لدرجة كبيرة، والتي يمكن أن تهدد التحليل نفسه.

خلال التداعي الحر يستلقي المريض على أريكة، في غرفة شبه معتمة، ويجلس المحلل خلف المقعد بعيدا عن مجال رؤية الفرد، وتكون وظيفته هي الاستماع بعناية للمريض ومحاولة فهم ما يقال، واختيار الوقت المناسب للتفسير.

المواد التي يتم تفسيرها تشمل: المقاومة، التحويل، ذكريات الطفولة، الأحلام، اللغة الرمزية. هذا ويستمر التداعي الحر خلال المعالجة فيما عدا المناقشات الدورية للتفسيرات (Shilling, 1984).

2. **تحليل التحويل:** حيث أن المحلل يوفر الجو المناسب للمريض والذي يتيح له فحص نفسه بدقة، وتقبل المواد التي تم كشفها خلال التداعي الحر. وذلك عن طريق إظهار المعالج لتقبله لهذه المواد التي كانت مكبوتة، وكان ينظر لها على أنها مشؤومة.

المريض تدريجيا ينتحل إتجاه المحلل نحو هذه المواد، ويصبح قادرا على الإندماج والإرتباط بها بشكل عميق. بمعنى آخر فإنه يُسمح للمريض ويُشجع على النكوص بشكل آمن، جزء من هذا النكوص العلاجي يكون نحو المحلل (Shilling, 1984).

حيث يبدأ العلاج مع المريض وهو يحمل مشاعر إيجابية تجاه المعالج، ولكن بعدما يتقدم العلاج، تنمو مشاعر العداء والسلبية نحو المعالج، فالتحويل يظهر التناقض الإنفعالي الطفلي نحو الوالدين (Patterson, 1986).

بالتالي يصبح العلاج تحليلا لعملية التحويل من أجل مساعدة المريض على فهم أن مشاعره هذه لا تتسق مع علاقته بالمعالج، ولكنها ترتبط بعلاقته المبكرة مع أبيه.

إن تحليل التحويل يعتبر مصدرا هاما للاستبصار (Patterson, 1986).

ولكن يجب على المعالج أن يقدم الدعم والفهم والثبات خاصة عند تقديم التفسيرات، هذا يساعد العميل في أن يدرك أن هذه المشاعر مدمرة للحياة خارج العلاج كما أنها مدمرة داخل العلاج، بالتالي يتقبل الفرد الجيد العلاج وينضج فهمه للنمو، ويطور نماذج سلوكات متكيفة (Shilling, 1984).

هذا وتسمى الطريقة التي يربط بها المعالج نفسه بالمتعالج، ويتعامل بها معه بالتحويل المضاد (رفاعي، 1982).

3. **المقاومة**: تتضمن المقاومة الكثير من أشكال السلوك من جانب المريض مثل: حذف الأفكار أثناء التداعي الحر، رفض المتعالج إخراج ما هو موجود في اللاشعور، عدم قبول تفسيرات المعالج، .... إلخ، على الأغلب يحتاط المعالج للمقاومة، من خلال اعتماده التفسير والذي يقدم للمتعالج إيضاحا لما قاله المتعالج نفسه بشكل صريح أو ضمني، واعتماد التوقيت التفسير، وإستخدام اللهجة المناسبة لدى تقديم التفسير (رفاعي، 1982+Patterson, 1986) .

نجد أن كلا من التحويل والمقاومة لا تعتبران أساليب، ولكن مهارة المحلل في إدراك، وتسهيل، وتفسير كل منهما، يعطيهما شكل الأساليب العلاجية (Shilling, 1984).

4. **تحليل الأحلام**: أصبح فرويد على وعي بأهمية الأحلام، عندما اكتشف أنه في التداعي الحر كثيرا ما يصف المرضى أحلامهم، وقد استنتج أن الحلم هو: تعبير شعوري للمواد الغير ضرورية. حيث أنه خلال النوم يخفف الأنا من كبته بشكل نسبي.

فالحلم هو تفسير لأحداث اليوم السابق والتي تظهر من الجزء اللاشعوري من العقل، بـالرغم من أن اللاشعور يتضمن ذكريات للأحداث الماضية، إلا أن آلية ترميز الحلـم ممكـن أن تـوحي بمعلومات محددة من هذه الأحداث الماضية –على الأغلب الأقل تهديدا للأنـا- بحيـث يصبح محتوى الحلم أقل تهديدا للأنا.

الحلم الذي يمكن أن يتذكره الإنسان وممكن ألا يتذكره يسمى "الحلم الواضح"، وعوامله هـي "محتويات الحلم الواضح". بينما الأفكار والمشاعر اللاشعورية، والتـي تحـدث الحلـم ولكنهـا تبقى مستترة ومقنعة تسمى "محتويات الحلم الكامن".

عمل المحلل هـو اكتشـاف وتفسير المحتوى الكـامن والـذي يمثل المعنـى الحقيقـي للحلـم
(Shilling, 1984 + Patterson, 1986).

5. **التفسير والتأويل**: في التحليل النفسي الكلاسيكي، كان التدخل العلاجي محددا تقريبا بالتفسـير، ويقصد به تعريف وشرح الصراعات اللاشعورية.

حيث يركز المحلل إنتباه المريض على الأحداث النفسية الداخلية والأحداث الشخصية الخاصـة بالمريض من خلال الوضع التحليلي.

فتفسير الأحلام يتم خلال هذا المحتوى كذلك عمليات التـداعي، المقاومـة، والتحويـل وكلهـا تتضمن تفسير. ونجد أن عملية التفسير تساعد الفرد في اكتساب التبصر بهذه العمليات.

إن توقيت عملية التفسير أمر مهم جدا، فالمادة المراد تفسيرها يفضل ان تكون في منطقـة مـا قبـل الشعور، وأن يكون المـريض عـلى وشـك الإستبصار بهـا، بهـذا الشـكل تكون عمليـة التفسير فعالة
(Shilling, 1984 + Patterson, 1986) .

التقييم الأكاديمي لنظرية التحليل النفسي:

بالنسبة للدراسات التي نشرت وتناولت نتائج المعالجة بالتحليل النفسي فهي عديدة، ولكن هناك تباين واختلاف في نتائجها، فعلى سبيل المثال:

- في دراسة لـ Feldman (1968) بين فيها أن الأشخاص المضطربين نفسيا والذين تم علاجهم بمعهد إتحاد التحليل النفسي بجامعة كاليفورنيا -في كاليفورنيا الجنوبية- إن مستوى التحسن لدى أفراد العينة امتد ما بين نصف الحالات إلى الثلثين.

ولكن هناك دراسات أخرى تبين أن نسبة من يستفيدون من المعالجة بالتحليل النفسي أقل من ذلك بكثير. ودراسات أخرى ترى أن الأحكام التي تطلق على جدوى المعالجة بالتحليل النفسي قائمة على مسح غير كامل لأشخاص كانوا موضوع معالجة بهذه الطريقة وقائمة على تقدير غير كاف للوقائع المتوافرة (رفاعي، 1982).

وقد قام كل من Spence+luborsky (1978) بمراجعة شاملة لدراسات متنوعة تناولت العلاج بالتحليل النفسي وتوصلا إلى الاستنتاجات التالية:

- **خصائص المرضى الأكثر ملائمة** وهي:
  - أ. الوظائف التي تقوم بها الشخصية بشكل عام جيدة (غياب الأمراض).
  - ب. عمر صغير.
  - ج. قلق أقوى.
  - د. مستوى تعليمي مرتفع.
- **الخصائص المرغوبة في المعالج:** المعالج الذي يتمتع بصحة جيدة (سليم) سيكون فعال أكثر من المعالج الذي تنقصه الموضوعية والثقة بالنفس (غير المتمتع بالصحة السليمة).

- **نتيجة:** الدراسات لم تساعد في توضيح فعالية المعالجة -وهذا ما تمت الإشارة له- ولكن بعض الدراسات وضحت طبيعة المعالجة، والتغيرات التي تظهر خلال التحليل النفسي. وقد تم العثور على دليل يوضح أن المرضى يميلون إلى زيادة مستوى خبراتهم، زيادة الملاحظة الذاتية، يظهرون تحسن كلي، يميلون لحل التحويل، وتزداد قوى الأنا لديهم. هذا ولا توجد مقارنات مضبوطة بين التحليل النفسي وأساليب أخرى.

- عملية التحليل النفسي: دراسات كمية تم القيام بها خاصة لـ 4 مفاهيم رئيسية والتي تتعلق بكفاءة المريض في الإنتاج خلال المعالجة بالتحليل وهي: المعنى (الهدف)، الإنتاجية، التجريب وحرية التداعي.

- من حيث الأساليب العلاجية: من المرجح أن يكون هناك تغير في الأسلوب من محلل إلى آخر، وهذا التغير يزداد مع الخبرة. الدقة في كل من التفسير والتعاطف تعتمد على مدى سلامة صحة المعالجة (Shilling, 1984).

تطبيقات النظرية:

قليلا ما يلجأ المرشد النفسي إلى تطبيق مفاهيم التحليل النفسي في تطبيقه العملي للإرشاد. إلا أن معرفة نظرية التحليل النفسي وتطبيقاتها تسهل عليه فهم ما يلي:

أ.   دور العلاقات المبكرة في حياة الفرد الحالية.

ب.   احتمالية حدوث التحويل والتحويل المضاد في العلاقة.

ج.   استعمال وسوء استعمال دفاعات الأنا (Shilling, 1984).

كذلك يمكن أن يستخدم المرشد بعض الأساليب والتكنيكات العلاجية - والمنبثقة من نظرية التحليل النفسي - ومنها:

أ. **التفسير**: فالمرشد في عمله المدرسي ممكن أن يفسر بعض الأحداث التي يعبر عنها المسترشد، أو أن يفسر بعض الظواهر التي تحدث خلال الجلسة الإرشادية. ويمثل التفسير تشخيص للحالة ومعرفة أسبابها.

ب. **التحويل المضاد (الإيجابي)**: فلا يكفي أن يفهم المرشد عملية التحويل التي تحدث من قبل المسترشد، بل يجب أن تكون لديه المهارة للتعامل معها، وتفسيرها للمسترشد، والاستفادة من دلالاتها، والتخفيف منها عن طريق التحويل المضاد.

ج. **التنفيس الانفعالي**: ممكن الاستفادة من هذا الأسلوب في بعض المواقف الإرشادية، خاصة التي يعاني فيها المسترشد من مشاعر انفعالية قوية، فعلى سبيل المثال إذا كان المسترشد يعاني من حزن شديد، يجب على المرشد أن يتيح له المجال لأن يعبر عن هذا الحزن –على سبيل المثال- عن طريق البكاء.

د. **العلاقة العلاجية**: والتي تحدث عنها فرويد بين المعالج والمريض، يمكن الاستفادة منها في مجال الإرشاد المدرسي، بحيث يراعي المرشد التقبل والتفهم للمسترشد، وأن يتجنب توجيه اللوم أو النصح أو التطمين للمسترشد.

تقييم النظرية:

كان لنظرية التحليل النفسي تأثير كبير في الحياة الحديثة، حيث أن مفاهيم فرويد لم تنتشرـ فقط في علم النفس، بل أيضا أثرت في الفن، العوم السياسية، التسويق، والتعليم.

وعلى الرغم من تقبل هذه النظرية بشكل واسع، إلا أنها لم تدعم بعد بوسائل تجريبية موضوعية مناسبة. فلم يتم إثباتها أو دحضها، ولم يتم اختبارها عمليا (Shilling, 1984).

■ **إسهامات فرويد:** قدم فرويد أول نظرية شاملة في الشخصية، كما قدم شرح للتأثيرات الأخيرة لخبرات الطفولة المبكرة، وبين أهمية الانفعالات في حياة الإنسان وكيفية التنفيس في العلاج، كذلك تطويره لطريقة التداعي الحر، واكتشافه لظاهرة التحويل تعتبران من الإنجازات الهامة لفرويد(Shilling, 1984 + Patterson, 1986) .

■ **النقد الموجه لفرويد:** بالغ فرويد في تأكيده على مبدأ الحتمية ودور العوامل الوراثية والبيولوجية في النمو الإنساني، كما أن فرويد ركز على المظاهر العضوية والجنسية للنمو لم يركز على المظاهر الاجتماعية للنمو(Patterson, 1986) .

كما أن المعالجة بالتحليل النفسي تستغرق سنين عديدة، ومكلفة، وبالتالي لا يستطيع أي شخص الاستفادة منها (Gilliland, 1989).

على الرغم من ألوان النقد الموجهة لأعمال فرويد، إلا أن الأثر الباقي لفرويد في مجال علم النفس سيبقى موجودا وثابتا (Patterson, 1986) .

الباب الثاني

نظرية تحليل التفاعل لبيرن

الباب الثاني
نظرية تحليل التفاعل لبيرن

تمهيد

تم تطوير نظرية التفاعل (TA) على يد ايرك بيرن وهو من العلماء الذين درسوا التحليل النفسي لكنه سرعان ما تحول عن هذا الاتجاه بسبب عدم رضاه عن التحليل النفسي كنظرية في تقديم علاج ملاحظ وفعال للمرضى وكذلك بسبب تأكيده على أهمية تحليل التفاعل الاجتماعي في بلورة شخصية الفرد وحياته.

إن بيرن يدعو من خلال نظريته إلى الوصول بالفرد إلى أقصى ـ إمكانياته وأقصى ـ نمو وتكيف اجتماعي والوصول بشخصية الفرد إلى الاستقلال والذي يحمل في طياته التفاعل والإنتاج.

وكما يقول بيرن فإن نظرية تحليل التفاعل (TA) هي أيضا نظرية في الحياة حيث يولد كل فرد ولديه القدرة على تطوير نفسه وقدراته إلى أقصى حد لها بحيث يستفيد هو المجتمع من حوله.

ويرى بيرن أن أي فرد يمتلك حالات أنا ثلاث سماها (حالات الأنا) وأن كل فرد يتخذ موقف من الحياة يبني عليه تفكيره ومعتقداته وقيمه.

(lives people live 1980)

حياة بيرن Eric Berne

اريك ليونارد بيرن (1910-1970) ولد في مونتريال في كندا، منح درجة الدكتوراة في الطب MD من جامعة ماكجيل عام 1935، وأمضى مدة الإقامة

(التخصصي) في علم النفس في جامعة بيل (1936-1941) وبعد أن أمضى عامين كمساعد اكلينكي في علم النفس في مستشفى جبل صهيون في نيويورك التحق بالقوات المسلحة، وكما فعل عدد من أطباء الأمراض النفسية الذين التحقوا بالعسكرية، اكتشف بيرن طريقة (العلاج الجماعي) وأخذ يطور هذا المنحى.

بعد أن ترك الخدمة عام 1946 استقر في كارمل - كاليفورنيا، وعاد لدراسة التحليل النفسي مع إريك أريكسون (Erikson) من معهد التحليل النفسي في سان فرانسيسكو.

وكان قد بدأ دراسة التحليل النفسي من معهد نيويورك للتحليل النفسي مع المحلل بول فيديرن (Paul Federn) عام 1941.

أيضا كان ضمن معلميه يوجين كان (Eugen Kahn) و وايلدر بنفيلد (Wilder Penfield)، أيضا تأثر بنهانا ليرمان وبنجامين وانتحر.

في أوائل الخمسينات انحرفت أفكار بيرن عن التحليل النفسي، وبالتالي لم يعط عضوية معهد سان فرانسيسكو للتحليل النفسي عندما تقدم بطلب عام 1956.

إن أفكاره عن التحليل التفاعلي التي طورها وطبقها عمليا خلال هذه الفترة كانت قد نشرت من خطاب في اجتماع الجمعية الأمريكية للعلاج النفسي عام 1957، تحت عنوان (تحليل التفاعل: طريقة جديدة وفعالة له للعلاج الجماعي).

وقد نشر أول كتاب لبيرن (عمل العقل The mind in action) عام 1947، أما كتابه (التحليل التفاعلي للعلاج النفسي) فقد نشر في عام 1961.

وقد اتبع هذا الكتاب بمجموعة كتب من بينها كتابه المشهور (Peoples play games 1964) الذي أصبح الكتاب الأكثر مبيعا وكان له الفضل في نشر التحليل التفاعلي على النطاق العام الواسع.

في عام 1960 أنشأ بيرن نشرة التحليل التفاعلي وقام بتحريرها والتي أصبحت مجلة تحليل التفاعل عام 1971 والتي قام بنشرها الاتحاد العالمي التفاعلي (ITAA) الذي تم تأسيسه عام 1964. (Patterson, 1986).

الأسس الفلسفية والفكرية للنظرية:

إن نظرية تفاعل الشخصية هي نظرية الحياة حيث يولد الإنسان وعند طاقة وقدرة ليطور إمكانياته الكامنة إلى أقصى مدى من المنافع الشخصية والاجتماعية له ولمجتمعه.

وليسعد نفسه وليتمكن من العمل المنتج والخلاق وليكون خاليا من الإعاقات النفسية.

فالطفل منذ أيامه الأولى يصادف بعض الصعوبات التي (مع العقبات اللاحقة) يمكن أن تمنه الكثيرين من تطوير كفاءاتهم الكاملة.(Patterson, 1986) .

الخلفية النظرية

لقد أنكر بيرن أي اقتباس في نظريته من فرويد، ولكن إذا أخذ بعين الاعتبار تعاونه مع نظرية التحليل النفسي، فإنه من الصعب عدم رؤية هذا التشابه.

لقد وصف بيرن التحليل النفسي بأنه: (إذا كان التحليل النفسي هو القلب الداخلي فإن التفاعل هو ما يحيط به من الخارج).

وقد أكد بيرن أن الأب الراشد والطفل هي فقط حالات أنا وتختلف عن super ego - id ego لفرويد، ووصف وظائف هذه الحالات وضحت الفرق بشكل صريح.

تأثر بيرن أيضا بأدلر، إن المقارنة الأكثر وضوحا هي التي بين نظام الحياة لإدلر ومخطوط الحياة لبيرن، ولكن حياة إدلر فيه عمومية أكثر من مخطط حياة بيرن الذي فيه تنظيم أكثر.

تشابه آخر بين علم النفس الفردي لإدلر وتحليل تفاعل بيرن وهو وجهة النظر الاجتماعية التي تعتبر من خصائص النظريات بالإضافة إلى مبادئ المعالجة في كلتيهما.

فالأخصائي هو مدرس أكثر منه معالج والعميل هو طالب أكثر منه مريض(Shilling, 1984).

وجهة نظر بيرن في الطبيعة البشرية

تظهر نظرة بيرن لطبيعة البشر في تأكيده (أن البشر يولدون أمراء وأميرات ثم يقلبهم آبائهم ويحولونهم إلى ضفادع).

إن هذا التشبيه يجمع بين نظرة متفائلة للبشر ونظرة تشاؤمية للآباء وتعكس الخبرات الأولية وتؤثر على السلوك اللاحق.

وبغض النظر عن تشاؤمه بخصوص تأثير الآباء، بيرن كان مقتنع أن الفرد مسؤول مسؤولية كاملة ليقرر حياته بنفسه.

أيضا ينظر بيرن للبشرية على أنها جيدة (OK) وهذا افتراض نابع من أساس المحبة والرغبة لكل فرد في النمو التطور(Gilliland, 1989).

تجنب بيرن وجهة النظر الفرويدية فيما يتعلق بالدوافع أو الغرائز ولكنه افترض مجموعة الحاجات السيكولوجية أو (الجوع أو التوق السيكولوجي).

وأهمهم التوق بمثيرات والتوق للترتيب والتنظيم. وقد اعتقد بـيرن أن إشباع هـذه الحاجات ضروري للبقاء، والطريقة التي يتعلم بها الأفراد الصراع للبقاء تأثر عـلى تفاعلهم، وعلاقتهم الشخصية ونظرتهم للحياة (Shilling, 1984).

1) التوق للإثارة:

أكد بيرن على أثر الإثارة (Strok) ليس فقط كأشياء تبعث على السرور والغبطـة ولكنهـا أيضـا ضرورية للحياة وتستمر الحاجة إليها طوال الحياة.

تأخذ الإثارة (Strok) طابع رمزي له خصائص فسيولوجية تقل عـبر الوقـت، وهـي عبـارة عـن وحدات أساسية للتفاعل الاجتماعي وإما أن تكون إيجابية (عناق، ابتسامة، كلـمات المـديح) أو سلبية (إهانة، عبوس) والحاجة لهـذه المثيرات (Strokes) قويـة جـدا لدرجـة أن الفرد المحروم منهـا يحـاول الحصول عليها حتى لو كانت سلبية.

2) التوق للتركيب والبناء

ماذا تقول بعد كلمة مرحبا؟

هذه هي طريقة بيرن في تعريف مشكلة بناء الوقت.

إن التوق للبناء والتركيب هو استمرارية للتوق للمثيرات لأنه يتضمن الطريقـة التـي يستغل الناس فيها أوقاتهم ويتم بستة طرق:

1. **الانسحاب**: وهي الطريقة الأقل مـردودا والأسوأ وهـؤلاء الأفراد لا يقومـون بـأي مجازفـة عـن طريق الاتصال بالآخرين.

2. **الانضمام إلى مجموعة شعائرية** (Rituals): وهـي طريقـة آمنـة في بنـاء الوقت حيـث يتصرف الأفراد بناء على قواعد محددة ومعروفة في التفاعل مع الآخرين.

3. **Passtime**: وهي الطريقة التي يقضي بها الأفراد أوقاتهم في الحديث لأجل الحـديث، وتكـون الموضوعات المطروقة ليست لها أهداف محددة.

4. **Activities**: وهي النشاطات التي تتضمن سلوك منظم للعمل والهوايات.

5. **Games**: وتتضمن ممارسة إجراءات تجلب الإثارة.

6. **Intimacy**: المودة وهذه الطريقة السادسة في بناء الوقت وهي أكثر مجازفة وأكثر مردود وتتضمن المشاركة بالمشاعر والأفكار والخبرات في علاقة تتصف بالافتتاح والصدق والثقة.

3) التوق للتنظيم والوضع:

وهذه الحاجة يتضمن أن يكون حكم الطفل الأولي عن الحياة جيد، ومع تطور نمـو الأطفـال يقابلون برسائل مثل (ولد سيء، ولد نظيف) بالتالي يتعرفون على أنفسهم على أنهم جيدون أو سيئون ومع تزايد التفاعل الاجتماعي تصدر أحكام مشابهة عـن الآخـرين (أنت جيـد، أنـت غـير جيد) هـذه الأحكام تتحد لتكون موقف الحياة.

(Shilling, 1984)

(Lives people live – 1980)

تطور السلوك الشاذ

يعتقد بيرن أن ما تم تعريفه من قبل المختصين بأنه سـلوك غـير طبيعـي أو شـاذ هـو ببسـاطة سلوك متعلم مبني على أسـاس قـرار تـم اتخـاذه في الطفولـة. فهـذه السـلوكات تمثـل محاولـة الطفـل المزاوجة بين حاجاته ومتطلبات الوالدين.

إن الوالدين يقودون أبنائهم إلى قواعد عن كيفيـة الاستمرار في الحيـاة بطـرق تـوفر قـدر مـن العدوان المستمر على ميل الطفل الطبيعي للمودة التلقائية.

وهذه العملية التي أطلق عليها بيرن (التحول من أمير وأميرة إلى ضفدع) (Shilling, 1984).

إن دور الآباء من خلال التدريب الأساسي للطفل يقومون بإعطاء مثيرات سلبية مشرطة مثل النصائح والإرشادات، فعندما يتلقى الأطفال هذه الملاحظات السلبية عن سلوكهم مثل (أنا لا أحب نبرة صوتك). فإنهم يميلون إلى مطابقة هذا الإشراط، ويؤدي هذا إلى تآكل موقف (أنا جيد) ونشوء موقف (أنا غير جيد).

هذه المثيرات السلبية لها أيضا تأثير على قرارات الطفل المبكرة. إذ يعتقد الطفل أن هذه المثيرات هي وحدها المتوفرة في الحياة بالتالي يختار موقف الحياة (Life script) أنا غير جيد.

إن المثيرات المشرطة السلبية والإهمال (تشكل) المدخلات البيئية التي تدفع الأطفال إلى ترك موقفهم الأصلي من ذواتهم (أنا جيد أنت جيد) وإبداله بواحد من ثلاث مواقف غير سوية.

1. (أنا جيد، أنت غير جيد) هذا الموقف تم تبنيه أساسا كدفاع ضد مشاعر أكثر تهديدا وهي ألا يكون الأفراد أنفسهم جيدين، ويؤدي إلى رد الفعل (البارانويا) وأصحابه مضطرين بشكل شديد.

2. (أنا غير جيد، أنت جيد) هذا الموقف الاكتئابي يتم تبنيه من قبل الأطفال عندما لا تشبع حاجاتهم أن هذا هو خطأهم، الأفراد من هذا الموقف يعانون من الاكتئاب والخوف والشعور بالذنب.

3. (أنا لست جيد، أنت لست جيد) هنا يقرر الأفراد أن المجتمع غير جيد وأصحاب هذا الموقف يتواجدون بكثرة في السجون والإصلاحيات والمستشفيات النفسية. (Shilling, 1984 + Patterson, 1986) .

مفاهيم النظرية

1) **حالات الأنا** (Ego state)

وهي الحالات التي تعبر عن سلوكات الأفراد ولها ثلاث أشكال رئيسية : الأنا الطفل، الأنا الراشد، الأنا الأب.

2) **التفاعل** (Transaction)

إن التفاعل يتكون من مثيرات واستجابات لحالات الأنا الثلاث السابقة ويتم التفاعل بثلاث طرق تبعا لحالات الأنا وهي التفاعل التام، التفاعل الخفي، التفاعل المتقطع.

3) **موقف الحياة** (Life Script)

وهي الموقف الذي يتخذه الفرد من حياته ويتم تقريره بناء على القرارات التي اتخذها الفرد في طفولته المبكرة (Shilling, 1984 + Gilliland, 1984) .

بناء الشخصية

يتكون بناء الشخصية من نظام الأنا الثلاثي، الذي يدل على الحالات العقلية والأنماط المتعلقة بها كما حدثت في الطبيعة، وكل فرد يحتوي على الحالات الثلاث التي تظهر نفسها في أنماط سلوكية مختلفة، وهذه المجموعة من الأنماط السلوكية هي:

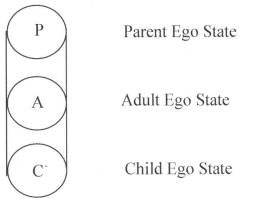

P
Parent Ego State
A
Adult Ego State
C
Child Ego State

Figure 4.1 the three ego states of a person (wollams & brown 1979, P.9)

1) **حالة الأنا الأب (Parent ego state)**

وهي تنشأ عن النفس الخارجية التي تشمل فعاليات تحديد الهوية فالأفراد البالغين إما آباء حقيقيون أو بدائل، وهؤلاء يؤثرون في سلوكهم من خلال فاعلية النفس الخارجية وهكذا يوصف السلوك بالسلوك الوالدي.

والسلوك الوالدي يتضمن الأوامر والتعليمات ويقود الأفراد إلى الاستجابة لأن والديهم يريدون منهم ذلك.

ويتعرض الأنا الأب في الحياة اليومية لنموذجين:

أ. الأب المربي ويمثل الاهتمام بالناس وآرائهم من خلال الأسلوب المشجع واللهجة الحانية والمثيرات التي تدل على عدم الخوف.

ب. الأب الناقد وهو الأب المتسلط العدواني الذي يضع القوانين والضوابط ويعبر عن ذلك باللهجة القاسية والتعابير العابسة.

(Patterson, 1986)

(Lives people live - 1980)

2) **حالة الأنا الراشد (Adult ego state):**

تمثل حالة الأنا الراشد (النفس الجديدة العاملة Neopsychic Functioning).

وتركز على تنظيم المعلومات وتقدير الاحتمالات، وأنا الراشد ضرورية للحياة في هذا العالم لأنها تنظم نشاطات أنا الوالد وأنا الطفل وتتوسط بينهما.

(Gilliland, 1984)

(George, 1986)

3) حالة الأنا الطفل (Child ego state):

كل بالغ كان يوما ما طفلا، وأثار الطفولة موجودة في أواخر الحياة في شكل (الأنا العليا للطفل). فالطفل يقع تحت تأثير الأب المانع، أو المتساهل أو الاستفزازي الغاضب. وهذه الحالة تتضمن المشاعر والأفكار والسلوكيات عند الأطفال والراشدين.

وتعبر هذه الحالة عن سلوك الطفل غير الناضج أو شبه الطفولي (Child like) بثلاث أشكال:

أ.   الطفل الطبيعي Natural: وهذا الطفل يملك الجمال والسحر والعفوية والإبداع وهذا حسب اعتقاد أهم جزء في الشخصية لأنه يدفع الراشد كي يحصل على أكبر قدر من الإشباع من خلال حصوله على ما يريد.

ب.   الطفل الثائر: هو الذي يرفض السيطرة الأبوية ومراقبة الآباء).

ج.   الطفل المتكيف: هو سلوك محور من السلوك الأبوي المراقب حيث أنه يتصرف كما لو كان تحت مراقبة الآباء.

(Shilling, 1984)

(George, 1986)

حالات الأنا الثلاث هذه يمكن تمثيلها بثلاث دوائر غير متداخلة ولكنها متلامسة ومرتبة عموديا لتبين اختلافها وعدم تطابقها مع بعضها البعض. الوالد من القمة هو القائد أو المرشد الأخلاقي، والبالغ يهتم بالحقيقة والطفل مخزن الميول القديمة.

وتشكل الحالات الثلاث تسلسلا هرميا وأخلاقيا، وتتمتع بنفس الاحترام وكل واحدة لها مكانها في الحياة، ولكن عندما يضطرب التوازن الصحي فإن التحليل والتمييز بينهم يصبح ضروري (Patterson, 1986).

وظيفة الشخصية

إن أنظمة الشخصية الثلاث تستجيب للمثيرات بأشكال مختلفة، فالأب يحاول أن يعزز مقاييس خارجية والبالغ يهتم بتخزين المعلومات المستقاة من المثيرات، والطفل يتجاوب باندفاع مع هذه المثيرات.

فكل واحد يدرك هذه المثيرات بشكل مختلف، ويستجيب حسب إدراكه لها ولكن هذه الأنظمة الثلاث تتفاعل فيما بينها. لكن الأب والطفل يمثلان علاقة الفرد بوالديه.

إن الطاقة النفسية والانفعالية تنساب من حالة أنا إلى أخرى. فالحالة ذات الطاقة من لحظة معينة لديها قوة تنفيذية وهي التي تقرر سلوك الفرد وتدعى الحالة النشطة هذه بـ Cathexis.

وهي أيضا طاقة حرة Free Cathexis حيث تنتقل من حالة أنا Ego إلى أخرى، إن لكل حالة أنا حدودا نفصلها عن حالات الأنا الأخرى كما هو ممثل في الشكل والتغيرات في حالات الأنا تعتمد على قابلية الحدود للنفاذ وقدرة الطاقة في كل حالة والقوة المؤثرة من كل حالة.

(Patterson, 1986)

(Lives people live – 1980)

مواقف الحياة الأربعة   The four life positions

قد يضطر الطفل أحيانا إلى التنازل من أجل تلبية حاجاته، ففي المرحلة العمرية بين الرابعة والسابعة يقوم الطفل بتنازلات تؤثر على علاقاته المستقبلية، إذا يتخذ بعض القرارات وعلى أساسها يتبنى مواقف تجاه نفسه وغيره ويحافظ على هذا الموقف تجاه الخبرات المستقبلية.

إن مواقف الحياة يعتبر مقررا رئيسيا لسجل الحياة وينطلق من:

1. أنا – الآخرين I - Others.

2. بخير – ليس بخير OK - Not OK.

(Patterson, 1986)

(George, 1986)

أما مواقف الحياة الأربعة فهي:

1) **أنا بخير وأنت بخير** (I'm Ok , You're Ok)

هذا الموقف يعتبر هو الموقف الناجح والصحي ويوجد هذا عند جميع الأفراد منذ الولادة. يتميز الفرد في هذا الموقف بالثقة بالآخرين وتقبلهم وعندما ينظر الشخص إلى الحياة فإنه يرغب في النمو والتقدم وتطوير نفسه والآخرين.

2) **أنا بخير وأنت لست بخير** (I'm Ok , You're not)

أصحاب هذا الموقف أناس غير أصحاء حيث يؤدي هذا الموقف وكما أسلفنا إلى البرانويا (جنون العظمة)، ويكون لدى الأفراد الذين ينظرون إلى الآخرين نظرة دونية متشككة. وينشأ هذا الموقف عن تربية الأطفال بطريقة مبالغ فيها وفيها الكثير من المثيرات السلبية.

يؤدي هذا الموقف بالنهاية إلى الفشل والإحباط وكثير من اللوم للآخرين.

3) **أنا لست بخير وأنت بخير** (I'm not Ok , You're Ok)

الطفل في هذا الموقف يشعر بالنقص ويقوم بعمل مقارنات بين نفسه والآخرين، ويؤدي بالفرد إلى الانقطاع عن الناس والاكتئاب.

4) **أنا لست بخير وأنت لست بخير (I'm not Ok , You're not Ok)**

ينشأ هذا الموقف المتشائم لدى الأشخاص الذين يتلقون مثيرات خارجية تدل على أنهـم ليسـوا بخير ولا يتلقون أي تعزيزات من آبائهم. وقد يؤدي هذا الموقف في نهاية الأمر إلى الانتحار.

موقف النظرية من العلاقة العلاجية/ الإرشادية

يعتبر بيرن العلاج/الإرشاد بأنه علاقة تعتمد على العلاقة بين أنا الراشد عند المرشد، وأنـا الراشـد عند العميل. فالمرشد يقوم بتوضيح الموقف للعميل ويتفق معه على العقد الإرشادي الذي يعتبر اتفـاق بين المرشد والمسترشد على عملية العلاج بما فيها من أهداف وظروف واستراتيجيات. ويتم العمـل بنـاء على هذا العقد على أساس الفريق الواحد وذلك لتحقيق أهداف الإرشاد في العملية الإرشادية. يضـع العميل ثقته في المرشد الذي يحاول أن يساعد العميل على أن يكون أكثر ثقة بنفسه وأكثر وعي لذاته.

فالمرشد هو معلم حيث يشرح ويفسر ويساعد، والعميل هـو التلميـذ الـذي يحاول أن يحـل مشكلته ويتخذ قراره بعيد عن التأثير الأبوي.

(Patterson, 1986)

(Games people play, 1964)

وأهم ما يميز العقد العلاجي هذا ما يلي:

1. تحديد الأهداف بشكل واضح.

2. يحدد المرشد المهارات اللازمة لحـل المشكلة وإمكانيـات المسترشد للمسـاعدة في هـذا الحل.

3. أن تكون الأهداف المتفق عليها مشروعة قانونيا وأخلاقيا.

4. توضيح ما يقدمه كل للآخر مقابل عملية الإرشاد.

(Shilling, 1984)

(Gilliland, 1984)

أهداف الإرشاد:

1. مساعدة العميل على تحقيق الاستقلالية وإدراك العالم بطريقة واقعية.

2. مساعدة العميل على التعبير عن العواطف بطريقة خالية من الانفعال.

3. مساعدة العميل على تبادل الحب والعاطفة مع الآخرين.

4. مساعدة العميل على أن يثق بنفسه وبالتالي تتحول حياته من الشقاء إلى السعادة.

5. إعادة كل من الأنا الراشدة والطفولية والأبوية إلى أوضاعها الطبيعية.

6. مساعدة الفرد على اختيار وتبني الحل الصحيح.

7. مساعدة العميل على التخلص من تأثير كل من الأنا الأبوية والأنا الطفلية على حياته.

8. إزالة اضطراب المريض وإعادة تنظيم حياته بحيث يصل إلى القرارات الصحيحة بعيدا عـن التوتر والصراع.

(Shilling, 1984)

(Gilliland, 1984)

تكنيكات عملية الإرشاد/ العلاج

يستخدم المعالج تكنيكات أساسية في عملية العلاج هي:

1) تحليل البناء Structural Analysis

يقوم المرشد/المعالج بمساعدة العميل على أن يتعرف على حالات الأنا الثلاث عنده ويقوم بتعليمه كيفية تفاعل هذه الحالات مع بعضها وكيفية التعرف على سلوك الآخرين.

يحاول المرشد أن يستفيد من الوسائل المختلفة (البصرية والسمعية) حتى يسهل عملية العلاج.

2) تحليل التفاعل Transactional Analysis

يهدف تحليل التفاعل إلى السيطرة على الراشد في علاقاته مع الآخرين، حيث يقوم المرشد بمساعدة العميل على فهم تفاعلاته مع الآخرين ومعرفة الأشكال المختلفة للتفاعل وهي:

أ. التفاعل التكاملي:

هذا هو الشكل السوي للتفاعل في العلاقات بين الأفراد وهذا يؤدي إلى تواصل هادئ ومنظم وتكون الاستجابة هنا من نفس الأنا التي أصدرت المثير والعكس صحيح.

ب. التفاعل المتقاطع:

هنا يكون الاستجابة للمثير من غير حالة الأنا التي صدر عنها المثير. فإذا صدر مثير من حالة الأنا الأب تصدر الاستجابة من حالة الأنا الطفل.

إن هذا التفاعل يؤدي إلى فشل التواصل بسبب الخلل الموجود في التواصل.

ج. التفاعل الخفي:

يحاول الفرد هنا إظهار عكس ما يخفي، حيث يخفي إحساساته التي لا يستطيع أن يبوح بها. وهذا التفاعل يأخذ شكلين:

- التفاعل الشديد حيث يتم إصدار رسائل مختلفة لحالات الأنا المختلفة في متلقي الرسالة.

- التفاعل الثنائي يتضمن حالتين من حالات الأنا في كلا الشخصين. وفي كلا الحالتين هناك لعبة خفية، فالشديد يكون المرسل فقط واعٍ لهذه اللعبة وفي الخفي يكون كلا الشخصين عـلى وعـي بهذه اللعبة.

(Games people play, 1964)

(Lives people live – 1980)

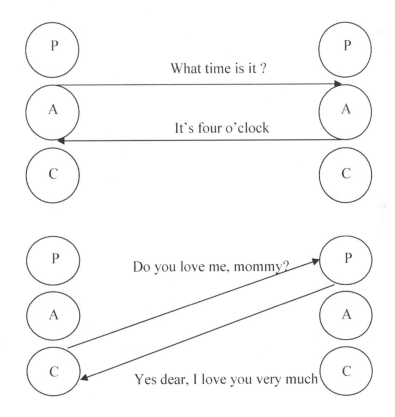

Figure 4.2 Complementary transactions (Wollams & Brown, 1979, p. 66)

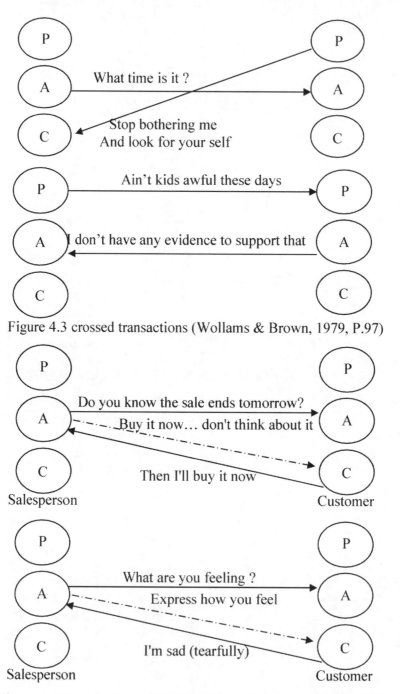

Figure 4.3 crossed transactions (Wollams & Brown, 1979, P.97)

Figure 4.4 Angular transactions (Wollams & Brown, 1979, p. 70)

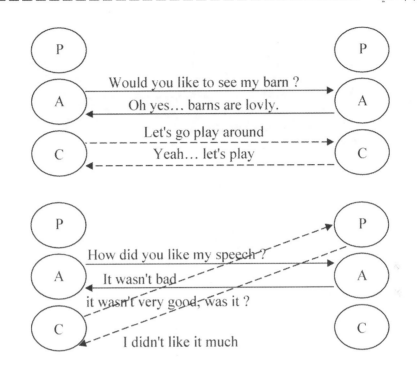

Figure 4.5 Duplex transactions (Wollams & Brown, 1979, p. 71)

3) **تحليل اللعب (Games Analysis)**

يعتمد الأفراد الذين وجدوا نجاحا قليلا في ترتيب أوقاتهم بطرق فعالة على الألعاب من أجل الوصول إلى المعززات التي يحتاجون لها.

إن الصعوبة تكمن في أن مثل هذه السلوكات تكون زائفة وتبقي الفرد بعيدا عن التفاعل مع العالم.

إن هذا المستوى من التفاعل يحتاج إلى أن يكون لدى المرشد قدرة على تقرير المكافأة التي تعود على الفرد عند ممارسة هذه الألعاب ويحتاج هذا التقرير إلى تعزيز واستماع جيد وذلك لان الأفكار الخفية والضمنية موجودة في هذه الحالة. وعند تحديد المكافأة فإن المرشد يستطيع استخدام الوسائل العملية مثل

المواجهة، التأكيد، الشرح، لمساعدة المسترشد على أن يرى اللعبة ومن ثم يحاول التخلص منها (Hansan, 1980).

وهناك العديد من الألعاب النفسية التي يلعبها الأفراد وكثير منها مدمرة للفرد والآخرين الذين يتعاملون معه، وتوجد الألعاب ضمن سبعة تصنيفات هـي: ألعـاب الحيـاة، ألعـاب الـزواج، ألعـاب الحفلات، الألعاب الجنسية، الألعاب في غرف الاستشارة (الإرشاد)، الألعـاب الجيـدة، الألعـاب في العـالم التحتي (Games people play, 1964).

4) تحليل المواقف (Script analysis):

يحاول المرشد من هذه المرحلة اكتشاف تفكير العميل ومواقفـه مـن الحيـاة والكشـف عـن قراراته التي اتخذها في طفولته المبكرة، من خلال ذلك يستطيع المرشد أن يفهم مواقف الحيـاة ويتخـذ قرارات جديدة تركز على فهم جديد للمواقف يقود إلى الاستقلالية والعلاقات الحميمة (Script analysis, 1984).

5) تحليل العلاقات:

ويكون في العلاقات الحميمة ويستخدم عندما لا يسمح العميل لعلاقاته أن تـؤثر عـلى قراراتـه (Hansan, 1980).

أساليب الإرشاد

1. **السؤال Interrogation**: وذلك للحصول على المعلومات من المسترشد.

2. **التحديد Specification**: هنا يتحمل المسترشد ما يقوله ويقوم المرشد بتثبيت المعلومـات التـي يقولها المسترشد.

3. **المواجهة Configuration**: تكون في حالة عدم الثبات في إعطاء المعلومات من قبل المسترشد.

4. **التفسير** Explanation: يقوم المرشد بتنظيم حالة الأنا الراشدة حيـث تصفى الأنا الراشدة عندما لا تكون قادرة على المواجهة.

5. **التوضيح** Illustration: يكون بعد حدوث ردة فعل من العميل أو يـتم تأجيلهـا، ويجب عـلى المرشد عندما يقوم بالتوضيح أن يكون متأكد من عدم سيطرة الأنا الأب، وإنما الأنا الراشدة.

6. **التثبيت** Confirmation: يستخدمها المرشد حتى تبقى الأنا الراشدة قوية ولا تسمح لأنـا الأب بالسيطرة.

7. **الشرح** Interpretation: يلجأ المعالج إلى الشرح إذا فشلت كل الأساليب السابقة وذلك حتـى يساعد المسترشد على اتخاذ القرار (Shilling, 1984 + Patterson, 1986).

8. **البلورة** Crystallization: هنا يوضح المرشد موقف الراشد للراشـد وكيـف يتصـرف المسـترشد كشخص عادي دون استخدام الألعاب.

مراحل العلاج:

1. **الوعي**: يجب مساعدة المسترشد على ان يتعرف على أهم مسببات الألم لديه وتحديد ما يريـد ووصف حالته بدقة وذلك عن طريق تحديد أهداف العلاج.

2. **زيادة الدافعية**: تنشأ الدافعية من خلال المسترشد بمشكلة، بالتالي يصبح أكثر رغبة من التغير نحو الأحسن.

3. **العقد العلاجي**: ويعتبر أهم مرحلة من مراحل العـلاج ويـتم وضـع الأهـداف والاسـتراتيجيات والأدوار الخاصة بكل من المرشد والمسترشد.

4. **إزالة الحيرة والاضطراب**: ويتم من خلال الأساليب التي يستخدمها المرشد مـن أجـل مساعدة المسترشد على أن يستعيد ثقته بنفسه وأن يعبر عن حاجاته وتطوير إحساساته بالأمن.

5. **تذكر القرار**: حيث يتم تحديد موقف الحياة والقرارات التي اتخذها الفرد من طفولته المبكرة.

6. **إعادة التعلم**: بعد ذلك وعن طريق الإرشاد يتم إدخـال مفـاهيم جديـدة إلى موقـف العميـل ويؤدي به ذلك أن يعيد اتخاذ قراراته بناء على هذه المدخلات بالإضافة إلى تعميم القدرة على اتخاذ القرارات بشكل عام.

7. **الإنهاء**: يتم بناء على تحقيق الأهداف التي تم الاتفاق عليهـا مـن العقـد العلاجـي ويتم بـأن يحضر المسترشد جلسة أو اثنين بعد قرار الإنهاء لحل أي استفسار أو مشكلة ومـن ثـم يطلـب من المسترشد أن يحدد هو مرحلة الإنهاء حتى يكون قد قرر مصيره بنفسه (Lives people live, 1980).

تطبيقات النظرية في المجالين النفسي والإرشادي:

إن نظرية تحليل التفاعل هي نظرية إرشاد جمعي أصلا، ثم طورت بعد ذلك ليتم استخدامها في مجال الإرشاد الفردي.

وقد قادت هذه النظريـة نفسـها بشكل جيد في مجـال الإرشـاد الأسري والزواجـي، والسـلوك الإجرامي، الإدمان، الاضطراب النفسي والفصام.

قيمة نظرية TA في أنها تعطي نوع جيد من الاستبصار لهذا المنحى في علاج المشاكل.

في السنوات الأخيرة TA أصبحت نظرية واسعة الانتشار وتم استخدامها في حل مشاكل الطلبة في المدارس حيث يكون دور المرشد شرح

أسباب التفاعلات الخاطئة وتعليم الطلاب عـلى تفـاعلات هادئـة بـدلا منهـا (Shilling, 1984 +

.Patterson, 1986)

موقف النظرية من تدريب المرشدين:

عرفت الجمعية العالمية لتحليل التفاعل (ITAA) ثلاث فئات لعضويتها:

1. عضوية المهتمين.

2. عضوية الاكلنيكيين: والتي يكون أعضائها من الحاصلين على شهادة الماجستير كحد أدنى وأنهوا تدريب عام على الأقل في TA، بالإضافة إلى 50 ساعة مـن الخدمـة الاكلنيكيـة المبـاشرة، و150 ساعة من التدريس الاكلنيكي، والاشتراك في (TA-seminars) بالإضافة إلى دفع مبلغ مالي بشكل دوري.

3. المدرسين الأكاديميين: هؤلاء الأفراد يجب أن ينهو البرنامج لمدة سنين في TA بمساعدة مدرسين آخرين، ويحملون شهادة مصدقة من (فنون العلاج التخصصي) أو ست سنوات مـن الخـبرة في الميدان.

التقييم:

لقد كان لنظرية تحليل التفاعل (TA) الأثر الأكبر في مجال الإرشاد والعـلاج النفسيـ حيـث تـم الشفاء بنسبة أعلى عند استخدام هذا الأسلوب أكثر من الأساليب التقليدية الأخرى.

أن تعابير بيرن تعتبر غريبة وبحاجة إلى تفسير، هذا أدى إلى وجود الكثير من النقد حيـث قـال (Shilling) إنها بحاجة إلى معجم خاص بها.

ولكن يبقى أسلوب (TA) أسلوب تعليمي مباشر غير متطرف ويهدف إلى تطوير طرق لتعريف الناس بأنفسهم بطرق بسيطة ومباشرة.

ونجاح هذه النظرية أنها تهتم بالجانب الجيد وتطور OK عند الفرد.

الباب الثالث
النظرية الأدلرية
(علم النفس الفردي)

الباب الثالث

النظرية الأدلرية (علم النفس الفردي)

التعريف بإدلر

ولد ألفرد إدلر في فيينا عام (1870) من أسرة يهودية من الطبقة المتوسطة، إدلر كان الذكر الثاني في أسرته وترتيبه الثالث من عائلة مكونة من (6) أفراد، طفولته لم تكن سعيدة لأنه كان يعيش تحت ظل نجاح أخيه الأكبر وأنه لا رأي له ولا مكانه عند أسرته، وهذا بحد ذاته أثر على حياته وانعكس في نظريته وهي نظرية (علم النفس الفردي) (Shilling 1984).

وحصل إدلر على إجازة الطب عام (1895) من جامعة فينا وتخصص في البداية في أمراض العيون، وبعد أن مارس الطب العام لفترة أصبح طبيبا نفسيا، وكان أحد الأعضاء المؤسسين لجمعية فيينا للتحليل النفسي ثم أصبح رئيسها فيما بعد. إلا أن إدلر سرعان ما بدأ في تكوين أفكار على الجمعية وكان ذلك عام (1911) وقد واجه إدلر انتقادات حادة من أعضاء الجمعية لأفكاره مما أدى به إلى الاستقالة من رئاسة الجمعية، وبعدها بشهور قليلة أنهى صلته بالتحليل النفسي الفرويدي وانفصل عنه.

وفيما بعد قام إدلر بتكوين جماعة خاصة حوله أصبحت تعرف بأسم "علم النفس الفردي" حيث جذبت لها اتباعا من مختلف العالم.

وعمل إدلر كطبيب في الحرب العالمية الأولى في الجيش النمساوي، وكان اهتمامه بعد ذلك بإرشاد الأطفال وتوجيههم وأنشأ أولى عيادات للتوجيه في مدارس فيينا وكان له الفضل في إنشاء مدرسة تجريبية في فيينا أيضا طُبقت نظرياته في التربية.

وكان إدلر كاتبا خصبا فنشر مائة كتاب ومقال خلال حياته وربما كان كتابه "ممارسة ونظريات علم النفس الفردي" هو خير مقدمة لنظرية إدلر وتقوم الجمعية الأمريكية لعلم النفس الفردي بنشرـ أفكار إدلر (هول، ليندزي 1969).

الخلفية النظرية لإدلر تعكس تأثرا بعدد من الكتاب والفلاسفة ومنهم العالم الروسي "دستوفسكي" وشكسبير وبيرجسون وستانلي هول وجون ديوي ونيتشه.

فكرة إدلر عن الإبداع والمساواة عند المرأة أخذها من أفكار ماركس وفكرة النقص والتفوق أخذها من فلسفة نيتشه (shilling 1984).

المفاهيم الأساسية لنظرية أدلر:

1) مشاعر النقص والتعويض Inferiority feeling and comfiennsation

عندما كان إدلر في بداية حياته العلمية وعندما كان وما زال مهتما بالطب العام قدم فكرة النقص العضوي والتعويض الزائد، وقال أن الناس عندما يمرضون بمنطقة معينة من الجسم، فقد يصيب الاضطراب أحد الأشخاص في القلب وعند آخر في الرئتين وآخر يصاب بالشلل، وقد رأى إدلر أن هذه الإصابة هي عبارة عن نقص في تلك المنطقة بسبب وراثي أو بسبب شذوذ في النمو، ولاحظ إدلر أن المصاب يحاول دائما أن يعوض هذا الضعف بواسطة التدريب العميق لهذا العضو.

وسع إدلر هذا المفهوم ليشمل أي مشاعر بالنقص تنشأ عن ضروب العجز التي يعانيها المرء نفسيا أو اجتماعيا أو جسميا، وأن مشاعر النقص تنشأ عن إحساس بعدم الاكتمال أو عدم الإتقان في أي مجال من مجالات الحياة أما في الظروف السوية فإن مشاعر النقص تكون قوة دافعة أكبر لدى الإنسانية وبعبارة أخرى تدفع الإنسان إلى التغلب على نقصه وتجذب الرغبة في التفوق. (هول، ليندزي، 1969).

ويعتقد إدلر أن الشعور بالنقص مستمد من عهد الطفولة، فالطفل يقضي مدة طويلة وهو صغير معتمدا على والديه في كل ما يحتاج مما يؤدي به إلى الشعور بعدم المقدرة وعدم الاستقلالية، مما يجعله يكافح للوصول إلى الكمال أو التفوق على الآخرين، وهذه هي القدرة الأولى عند الطفل وقد يتطور النقص عند البعض ليصبح عقدة نقص، وقد ميز إدلر ثلاث أسباب لذلك وهي:

1. العضو المصاب.
2. الانغماس في الاعتماد على الغير.
3. الإهمال.

العضو المصاب هو إعاقة بحد ذاته، وإذا اعتمد الطفل على والديه في كل شيء فيؤدي ذلك إلى عدم المقدرة والاتكالية وكذلك إهمال الوالدين للطفل يؤدي إلى عدم الثقة بالنفس، وبغض النظر عن التفكير في النقص فقد يطور الفرد عقدا للكمال والتفوق كما يراها إدلر، وذلك بزيادة تعويض النقص بحيث يصبح الإنسان أكثر ثقة بنفسه، وهذه عقدة نفسية تؤدي إلى الغرور. (Hjelle, Ziegler, 1992).

لقد أبدا إدلر أن الحقيقة الأساسية في نظريته هي أنه لا يستطيع أحد أن يتسامح إزاء مثل هذا الشعور، وذلك بسبب بسيط وهو أن كل إنسان يتمتع بإرادة أساسية في القوة وبدافع نحو السيطرة والتفوق، فإذا وجد إنسان أنه انقص من غيره بأمر ما فإنه ينساق إلى الموت أو جعل نفسه متفوقا بطريقة ما أو على الأقل ليثبت لنفسه وللآخرين بأنه متفوق، ومثل هذا الإنسان يعوض نقصه بجهد صادق. ومن الأمثلة الواضحة على ذلك "ديموستين" الذي كان يتلعثم في الطفولة وبواسطة التدريب العميق أصبح واحدا من أعظم الخطباء في العالم (عاقل، 1981).

2) الكفاح نحو التفوق Striving for superiority

يبين إدلر أن الشعور بالنقص هو السبب للكفاح نحو التوسع والنمو والتعويض ولكن ما هو الهدف النهائي الذي ينزع إليه جميع البشر والذي يمنحهم الثبات والوحدة في شخصياتهم. ولقد استنتج إدلر أن الكفاح نحو التفوق هو القانون الأساسي في الحياة الإنسانية، ولا يمكن الاستغناء عنه.

وقد قدم بعض الأفكار حول هذه الطبيعة، فهو أولا كدافع وثانيا طبيعي لكل إنسان وثالثا قد يأخذ شكل بنائي مثل حب الخير للآخرين وتدميري عن طريق الأنانية وحب الذات (Hjelle-Ziegler 92).

ولقد بين إدلر أنه لا يعني بالتفوق الامتياز الاجتماعي أو الزعامة أو المنزلة المرموقة في المجتمع وإنما هو شيء يشبه تحقيق الذات وأنه عمل من أجل بلوغ الكمال التام، وكما أن الكفاح نحو التفوق يعتبره إدلر دافع داخلي يدفع الفرد خلال مراحل نموه، و يعترف إدلر أن الكفاح نحو التفوق يعبر عن نفسه بآلاف الطرق المختلفة، وأن لكل شخص أسلوبه الخاص لبلوغ التفوق أو محاولة بلوغه، فالعصابي مثلا يكافح من أجل تقدير الذات والقوة والعظمة بينما يكافح الشخص السوي من أجل أهداف ذات طابع اجتماعي في أساسه (هول، ليندزي 1969).

عقدة التفوق Superiority Complex

وهو شعور كاذب بالقوة يخفي عقدة النقص وهي محاولة للتعويض ولكنها غير ناجحة، تكون عند الشخص الذي لديه اهتمام وتفاعل اجتماعي ضعيف، وهي محاولة لتجنب المشاكل بدلا من حلها (Ewen, 80).

3)   أسلوب الحياة Style of life

وهذا هو شعار نظرية الشخصية عند إدلر، فهو مبدأ النظام الـذي تمـارس بمقتضاه شخصية الفرد وظائفها، وهو المبدأ الذي يفسر لنا تفرد الشخص. ويقول إدلر: لكل شخص أسلوب حياة ولكن لا يوجد شخصان لهما نفس الأسلوب، فالمثقف له أسلوب حياة، وللرياضي أسلوب آخر. المثقف يقرأ ويدرس ويفكر ويعـيش حيـاة يغلبهـا عليهـا الوحـدة والجلـوس ويختـار عاداتـه وأصدقائه ونشـاطاته الاجتماعية بما يتفق مع هدف التفوق العقلي الذي يسعى إليه، بعكس الرياضي الـذي يمـارس معظم أنشطته بهدف تنمية قوته الجسدية.

وأسلوب الحياة يتكون في فترة مبكرة للغاية قرابة (4-5) سنوات، ومن ذلك الوقت يتمثل الفـرد الخبرات ويستغلها على حسب هذا الأسلوب للحياة فتثبت اتجاهاته ومشـاعره ويثبـت تفهمـه بصورة آلية في سن مبكر ويصبح من المستحيل عمليا أن يتغير أسلوب الحياة (هول، ليندزي 69).

ولكن ما الذي يحدد أسلوب الحياة عند الفرد؟ يقول إدلر: حتـى نجيـب عـلى ذلك لا بـد مـن العودة إلى مفهوم النقص والتعويض. فمثلا إذا كان الطفـل عليـل الجسـم فإن أسـلوب حياتـه سيأخذ شكل القيام بتلك الأشياء التي ستؤدي إلى القوة البدنية، وشخص غبي سيعمل عـلى أن يوسع مداركة العقلية من خلال القراءة والدراسة المركزة حتى يتفوق عقليا، ومثال آخـر: لقـد تحـدد أسـلوب الحيـاة عند نابليون وهو الأسلوب القائم على القهر والغـزو بفعـل قصر ـ قامتـه إذا حسـب اعتقـاد أدلر فـإن أسلوب الحياة يحدد كل شيء في حياة الشخص.

(Hjelle – Ziegler 1992).

ويقول أدلر آن كل فرد له هـدف يميـل نحـوه في كـل موقـف جديـد وخصوصـا عنـدما يواجـه مشكلات الحياة وهي المشكلة الاجتماعية والمشكلة المهنية ومشكلة الحب، ويؤكد ادلر أنها لا تقف كل واحده على حده بل مجتمعة ومتشابكة وهي تعتمد على أسلوب الحياة والتقدم في إحداها يسـاعد في التقدم بالأخرى.

(Hjelle - Ziegler 1992). 81 - ودورث

4) الاهتمامات الاجتماعية (Social Interest):

افتراض أساسي آخر في نظرية ادلر ألا وهـو الاهتمامـات الاجتماعيـة، والـذي يفـترض أن البشر كائنات اجتماعية ولذلك لا نستطيع فهم السلوك الإنساني إلا من خلال محتواه الاجتماعي، ويعتبر ادلـر أن الاهتمامات الاجتماعية شيء فطري حتى نتكيف مع الحيـاة الاجتماعيـة والـذي يمكـن تطـويره مـن خلال التدريب وعندما يطور فإنه يظهر من خلال مهارات جوهرية للتكيف، ويرى أدلر أن الاهتمامات تبرهن على نضج الأفراد وتكامل شخصياتهم وبهـذا فالجهـاد الاجتماعـي هـو تغيـير أولي ولـيس ثـانوي، والبحث عن المكانة والأهمية في المجتمع هو هدف أساسي لكل إنسان كبير أو صغير، ويقول أدلر أن النـاس يجب أن يروا أنفسهم كائنات متفاعلة اجتماعيا لا منعزلة (Socially interactive beings).

(Shilling 84)

ويرى أدلر أن الأب والأم يلعبان الدور الأكبر في تعليم أطفالهم الاهتمامات الاجتماعية، فمهمـة الأم هي أن تجذر في طفلها الإحسـاس بالتعـاون والمشـاركة والصـداقة، ويـتعلم الطفـل حـب الآخـرين والاهتمام بهم من خلال ما يراه من اهتمام أمه وحبها لزوجها واطفالها والناس الآخرين، وأما إذا كانت الأم تعتني بأطفالها وزوجها فقط ودون الناس الآخرين (المحيطين) فسيولد ذلك عدم اهتمام اجتماعـي لدى الطفل ويشعره بأنه شخص منبوذ لأنه لم يتعلم الاهتمام

بالآخرين ومما يسبب له عدم المقدرة على الاستقلالية وعدم التعاون ويأتي الأب كمصدر ثاني مهم في تنمية الاهتمامات الاجتماعية عند أطفاله فيجب أن يكون عنده مشاعر حب واهتمام لزوجته وعمله ومجتمعه، واهتماماته يجب أن يظهرها لأطفاله.

والأطفال الذين لا يجدون الاهتمام من الأب والأم فإنهم لن يطوروا اهتمامات اجتماعية ولكن سيحاولون الكفاح للوصول إلى التفوق (الكمال) وبطرق غير سليمة إذا أن الأبناء يقلدون أبنائهم.

ويعتقد أدلر أن الاهتمامات الاجتماعية هي معيار للصحة النفسية.

Social interest as a Barometer of psygchological Health.

وتقيس مقدار الصحة النفسية وتشير إليها كمعيار طبيعي (barometer of normality) في سلوكيات الفرد وأن حياتنا لها قيمة إذا كانت تضيف شيء لحياة الآخرين. والإنسان الطبيعي - بنظر أدلر - يهتم بالآخرين أما الغير طبيعي فهو يعيش حياة لا اهتمامات اجتماعية فيها ويهتم بنفسه محاولا الوصول إلى القوة والسيطرة على الآخرين.

(Hjelle – Ziegler 1992).

5) الذات الخلاقة (Creative Self)

الذات الخلاقة عند أدلر هي صاحبة السيادة في بناء الشخصية والإنسان ليس حيوانا لديه استعدادات بل أنه مفسر الحياة ومترجمها وهو ينمي ذاته من ماضيه الموروث ويترجم مشاعره الذاتية ويبحث عن خبرات جديدة لإشباع رغبته في التفوق والسيطرة، ويصهر هذا كله في خلق ذات تختلف عن ذوات الآخرين.

(هول، ليندزي 1969)

ويرى أدلر أن أسلوب الحياة يتشكل عن طريق الذات الخلاقة، وتؤدي هذه الذات إلى الاهتمامات الاجتماعية ومسؤولة عن الإدراك والأحلام والتخيل والذكريات وتجعل من كل شخص فرد حر.

(Hielle – Ziegler 1992).

6) مبدأ ترتيب الولادة (Order of Birth):

مع تأكيد أدلر على تأثير البيئة الاجتماعية في تطور الشخصية فغنه يركز الاهتمام على ترتيب الولادة كونه مقرر رئيسي لأسلوب الحياة. ومع أن الأطفال الأخوة يمرون بنفس مراحل النمو ولهم نفس الوالدين إلا أنهم يعيشون بيئة اجتماعية مختلفة وهناك مميزات شخصية معينة ترتبط بترتيب الولادة وموقعها.

اهتم أدلر بأربع مواقع للولادات – الطفل الأول – الطفل الثاني – الطفل الأخير والطفل الوحيد.

(Hjelle – Ziegler 1992)

ويحظى الطفل الأول (الأكبر) باهتمام كبير من المحيطين حتى يأتي الطفل الثاني فينزع الأول عن عرشه ويفقد وضعه المتميز، وقد تؤثر هذه الخبرة في الطفل الأول بطرق مختلفة كأن يكره المحيطين أو يشعر بعدم الأمن وعادة ما يهتم الأطفال الأوائل بالماضي لأنهم كانوا مركز اهتمام وانتباه ويهتمون بالقوة والسيطرة أكثر وغالبا ما يكونون متفوقين عقليا.

أما الطفل الثاني (الأوسط)، فهذا متميزا بطموحه لأنه يحاول دائما التفوق على أخيه الأكبر، وغالبا ما يميل إلى الحسد والتمرد ولكنه أحسن توافقا من أخيه الأصغر.

(هول، ليندزي 1969)

الطفل الأخير (الأصغر): فهو المدلل عادة وغالبا ما يميل هذا الطفل إلى الاعتماد على الآخرين في معظم حاجاته، وتدليله سيولد لديه نزاعا بين أن يستقل عن الآخرين أو أن يعتمد عليهم في مشاكله وهناك احتمالية أن يصبح راشد عصابي سيء التوافق ويحتمل لأن يكون كحوليا.

أما الطفل الوحيد: غالبا ما يكون أنانيا ويكافح لأن يكون مركز الاهتمام دائما – وهو معتاد على أن يحصل على كل شيء يريده لأنه غالبا ما يكون مدللا.

ومن الجدير بالذكر إن مبدأ ترتيب الولادة خضع لكثير من الأبحاث والدراسات. – (Hjelle
Ziegler 1992)

7) الأهداف النهائية الوهمية (Fictional finalism Goals):

وفقا لرأي أدلر فإن كل السلوكيات الإنسانية هادفة وذات غاية معينة وقد استخدم مفهوم الغائية (Teleology) وهي تعني غاية أي شيء وعلم النفس الفردي يصر على استحالة الاستغناء عن الغائية لفهم المظاهر والأسباب والقوة والغرائز والحوافز وما إليها ولا يمكن أن تخدم كبمادئ وإنما الهدف النهائي هو وحده الذي يستطيع تفسير السلوك، وهذا المبدأ (الغائي) مهتم بأن أهداف السلوك تحد عن طريق الأفراد وليس عن طريق خبرات الطفولة المبكرة، كما يعتقد فرويد.

`(Shilling 84)

ويعتبر أدلر أن هذا الهدف النهائي قد يكون وهما أي مثلا أعلى يستحيل تحقيقه ولكنه برغم ذلك حافز حقيقي يحث الإنسان على بذل الجهد وفيه التفسير النهائي لسلوكه.

(هول ليندزي 96)

8) **الذكريات المبكرة:**

يعتقد أدلر أن ما يستطيع الشخص تذكره من ذكريات هي مفتاح مهم لفهم أسلوب حياته:

مثال:

(Ewen 1980)

يورد أدلر مثالا فيقول: أن فتاة بدأت سرد ذكرياتها بقولها (عندما كنت في الثالثة من عمري كان أبي ...) (وتشير هذه الكلمة أنها كانت أكثر اهتماما بأبيها من أمها) ثم تابعت تروي كيف أحضر والدها مهرين لها ولأختها الكبرى، أختها خرجت بمهرها إلى الشارع في حين جرها مهرها خلفه إلى الوحل.

أن أسلوب حياتها كما فسرها أدلر يشير إلى الطموح الجامح والرغبة في أن تكون الأولى والشعور العميق بعدم الأمن وتوقع الفشل وذلك لأنها في المرتبة الثانية بعد أختها وهذا بحد ذاته يدفعها إلى التفوق على الأكبر منها.

مثال آخر: شاب يروي له: (أنه كان وهم طفل يبقى يراقب أمه وهي في البيت بينما هو جالس قرب الشباك ويراقب أيضا العمال وهو يبنون منزلا).

وضح أدلر هنا أن أسلوب حياة هذا الشاب أسلوب (المشاهد أكثر منه أسلوب المشارك واقترح عليه أدلر أن يبحث عن وظيفة تتسم بالملاحظة والتطلع).

(هول ليندزي 1969)

9) **الإنسان كل لا يتجزأ وحر الاختيار** Indivisiblity and Freedom of Choice

وهذا افتراض أساسي في علم النفس الفردي ويقول ان الفرد كامل يتعذر انتقاصه وفي الحقيقة هذا هو السبب الذي جعل أدلر يسمي نظامه بعلم النفس الفردي.

(Shilling 84)

وهو يرى كذلك أن الناس أحرار في أن يختاروا لأنفسهم، لأنهم ليسوا تحت رحمة دوافع غامضة وأن الوراثة والبيئة لا تجبر الفرد على السلوك بطريقة محددة، لأننا كبشر ـ نستخدم البيئة والوراثة كمثيرات لأدوارنا وهذه الأدوار الفريدة هي التي تعطي الأهمية لأيامنا وخبراتنا اليومية.

نظرة أدلر للطبيعة البشرية واختلافه مع مفاهيم فرويد:

1) يناقض أدلر بشدة ما جاء به فرويد من افتراض أساسي مؤداه أن سلوك الإنسان تحركه غرائز فطرية في حين يفترض أدلر أن سلوك الإنسان تحركه أساسا الحوافز الاجتماعية. فالإنسان عند أدلر كائن اجتماعي في أساسه. وهو يربط نفسه بالآخرين وينشغل بنشاطات اجتماعية تعاونية ويكتسب أسلوبا للحياة يغلب عليه الاتجاه الاجتماعي.

ولم يقل أدلر أن الإنسان يطبع اجتماعيا لمجرد تعرضه للعمليات الاجتماعية بل أن الاهتمام الاجتماعي فطري فيه.

وربما كان هذا أعظم ما أسهم به أدلر في النظرية النفسية فقد حول انتباه الأخصائين النفسيين إلى أهمية المتغيرات الاجتماعية وساعد على تنمية علم النفس الاجتماعي.

2) ثاني إسهامات أدلر الكبرى بالنسبة للطبيعة البشرية هي فكرته عن الذات الخلاقة. فعلى عكس الأنا عند فرويد الذي يتكون من مجموعة من العمليات النفسية التي تخدم أغراض الغرائز الفطرية. تمثل الذات عند أدلر نظاما شخصيا وذاتيا للغاية، يفسر خبرات الكائن العضوي ويعطيها معناها.

والذات أيضا تبحث عن الخبرات التي تساعد على تحقيق أسلوب الشخص الفريد في الحياة، وإذا لم توجد هذه الخبرة في العالم فإن الذات تحاول خلقها.

(هول ليندزي 1969)

أدلر لم يرفض تأثير البيئة والوراثة على الشخصية فكل طفل يولد ولديه جينات مختلفة ويكتسب خبرة اجتماعية مختلفة عن الآخرين، فالناس شيء أكثر من ناتج البيئة والوراثة فهم خلاقون وليس فقط أناس يتصرفون كرد فعل للبيئة فقط وإنما يحاولون أن يجعلوا البيئة تتصرف كما يريدون هم.

(Hjelle – Ziegler 92)

ويعتبر إسهام أدلر في هذا الاتجاه الجديد في التعرف على الذات كسبب هام للسلوك، إسهاما له وزنه البالغ.

وهذا المفهوم (الذات الخلاقة) جديد على نظرية التحليل النفسي وكما أنه لعب دورا رئيسيا في الصياغات الحديثة المتعلقة بالشخصية.

3) وسمة ثالثة تميز سيكولوجية أدلر عن التحليل النفسي التقليدي هي تأكيدها على تفرد الشخصية ويقول أدلر أن الشخص عبارة عن صياغة فريدة من الدوافع والسمات والاهتمامات والقيم، وأن كل فعل يصدر عن الفرد يحمل طابع أسلوبه الخاص في الحياة.

وقد قلل أدلر من وزن الغريزة الجنسية التي تقوم عليها نظرية فرويد، فالإنسان كائن اجتماعي كما يقول أدلر وليس كائن جنسي والاهتمامات الاجتماعية هي التي تحركه وليس الاهتمامات الجنسية، والإنسان يجاهد من أجل تكوين أسلوب فريد للحياة تلعب فيه الدوافع الجنسية دورا ثانويا، والطريقة التي تشبع بها حاجاته الجنسية يحددها أسلوبه في الحياة وليس العكس وقد قوبلت تنحية أدلر للجنس عن عرشه بالترحيب من قبل الكثيرين.

4) الإنسان عند أدلر كائن شعوري، والشعور مركز الشخصية – فالإنسان يعرف في العادة أسباب سلوكه ويشعر بنقائصه ويشعر بالأهداف التي يحاول بلوغها

وهو فرد قادر على التخطيط وهذا عكس ما ذهب إليه فرويد الـذي أرجـع الشـعور إلى حالـة عديمـة الكيان والاهتمام باللاشعور.

(هول ليندزي 1969)

نظرة أدلر للشخصية:

تتسم نظرة أدلر للشخصية بأنها موحدة ومتوازنة وهـي وحـدة غـير منقسـمة وكـل لا يتجـزأ بالنظر غلى الجسم والأعمال العقلية وثبات هـذه الوحـدة لـدى الفـرد في التفكـير والإحسـاس والفعـل والوعي وهذا ما سماه أدلر بأسلوب الحياة ويوضح أدلر أن الشخص يحاول الوصول إلى أهدافه وهـذه الأهداف هي التي تعطي معنى للحياة، والشخص هو الذي يحدد هذه الأهداف، فبحصوله عـلى هـذه الأهداف لا يرفع من معنوياته فقط وإنما يحدد له المركز الملائم في هذا العالم ومع اعـتراف ادلـر بتـأثير الوراثة والبيئة على الشخصية إلا أنه يصر على أن الفرد أكثر من ناتج هذين العنصرـين فلـدى الإنسـان قوة خلاقة تحكم حياته وتؤثر على كل شيء في وجوده مما يجعله يقرر مصيره كفرد.

وينظر أدلر إلى الشخصية على أنها شاملة وأنها ليست فقط نظام موحد ومرتبط ولكن كوحـدة مكملـة للعائلـة وللمجتمـع الإنسـاني، ويعتقـد أدلـر أن الشخصية يمكـن فهمهـا مـن خـلال المحتـوى الاجتماعي.

(Hjelle – Ziegler 92)

ويأخذ أدلر عددا من المفاهيم عند الحديث عن الشخصية مثل: أسلوب الحياة (والذي سبق الحديث عنه) والذي يتحدد من عمر (4 – 5) سنوات ويبقى محافظا عليه طيلة حياته إلا إذا تغير نتيجة خبرات ساحقة، لذلك يمكن السلوكات إذا نظر إليها في ضوء أسلوب حياة الفرد.

(Shilling, 84)

أنواع الشخصيات عند أدلر:

صنف أدلر الشخصيات على حسب بعدين هما الاهتمام الاجتماعي ودرجة الفعالية وهذه الأنواع هي:

1) **النوع المسيطر** (The Ruling Type):

وهؤلاء يكونون عدوانيين وشرسين ونشطين مع القليل من الاهتمام الاجتماعي وهؤلاء من النوع المسيطر على الآخرين وهم عدائيين ضد المجتمع ويتصرفوا بطريقة غير حضارية.

وبدون اهتمام بالآخرين، ومن الأمثلة على هذا النوع الأشخاص المهملين - المدمنين على المخدرات والكحوليين.

2) **النوع الكاسب** (The Getting Type):

وهؤلاء الأشخاص متطفلون دائما على غيرهم وليس لديهم الاهتمام الاجتماعي واهتمامهم الأساسي هو الكسب دائما من الآخرين لأنهم خاملون ولكن غير ضارين.

3) **النوع المتجنب** (The Avoiding Type):

هؤلاء ليس لديهم اهتمامات اجتماعية كافية أو فعاليات لحل مشاكلهم فهم يخافون من الفشل أكثر من الرغبة في النجاح وهم غير نافعين للمجتمع وهدفهم هو الابتعاد عن المشاكل لتجنب الفشل.

4) **النوع المفيد اجتماعيا** (The Socially Usefull Type):

وهؤلاء الناس أكثر نضوجا في نظام أدلر، ولديهم اهتمامات اجتماعية عالية ونشاطات كبيرة، ويظهرون الاهتمام الكبير بالآخرين ويهتمون بمشاكل الحياة الكبرى مثل مشكلة المهنة ومشكلة الحب، والمشكلة الاجتماعية وهم

يدركون أن مثل هذه المشاكل يكون بالتعاون والشجاعة الشخصية والرغبة في المشاركة.

(Hjelle – Ziegler 92)

وأخيرا: كوّن أدلر نظرة إنسانية في الشخصية كانت النقيض لمفهوم (فرويد) في الإنسان، فقد أضفى للشخصية إنسانيتها وتعاونها وتفردها ووعيها وأعاد للإنسان الإحساس بالجدارة، وقد قدم أدلر بدلا من الصورة المادية التي نفرت الكثير من القراء لآراء فرويد، صورة للإنسان أكثر إرضاءا واملا وأكثر تكريما للإنسان، وقدرته لأن يكون سيد نفسه.

(هول ليندزي، 69)

تطور السلوك الشاذ (Development Of maladaptive):

يعتقد أدلر أن الناس لا هم جيدين ولا هم سيئين فنحن نصبح كذلك خلال التقدم النفسي والتطور الاجتماعي فالطفل يولد وهو ضعيف وعاجز في عالم من البالغين. ويدرك من هذه الظروف أن عليه إلغاء هذا النقص والعجز، ولذلك هو يجد مكانا له بين نظرائه والأكبر منه، ومن جهة اخرى إذا الطفل احتفظ بمشاعر من عدم التوكيد عن ذاته في علاقته مع العالم وانه ربما يلجأ إلى منطق خاص لكي يشوه أو يخفي خوفه ومشاعره بالنقص وفي هذه الحالة يصبح الطفل غير موضوعي ولديه شعور قوي بالعظمة والتفوق حتى يعوض الإحساس بالنقص وهنا يظهر سلوكه اللاتكيفي – (الشاذ).

أسباب السلوك الشاذ (اللاسوي):

1) الحماية الأبوية الزائدة Parental Overroted:

والتي تجعل الطفل يشعر بعدم كفائته وعدم قبوله من خلال حرمانه من فرصة الاستقلالية وتحمل المسؤولية، وهو يحاول التعويض عن هذا الشعور من خلال السلوك العدواني.

2) الإشباع والدلال الأبوي Parental pampering:

الذي يطور اتجاه السيطرة عند الطفل وذلك لأنه تعلم أن يحصل دائما على ما يريد وعندما لا يحصل على ما يريد فإنه يصبح طفل عدواني متمرد.

3) الإهمال الوالدي Parental Neglect

وهذا يجعل الطفل يشعر أن الآخرين غير ودودين، وهذا يجعله غير قادر على التعاون اجتماعيا مع الآخرين، بالإضافة إلى أنه يتكون لدى الطفل رغبة قوية بالحب والاحترام لكنه غير قادر على الحصول عليها من الآخرين.

4) التحيز الوالدي Parental Partiality

وهذا يزيد من حدة المنافسة بين الأخوة.

5) الإعاقة الجسمية غير المرغوبة Physical Unafmativeness

وسواءا كان هذا التميز حقيقيا أم خياليا، فإنها تسيطر على حياة الفرد وتجعله ينسحب أو ينعزل عن الآخرين.

6) السيطرة الوالدية Parantal Domination

وهذا قد ينتج أعراض مشابهة لأعراض الحماية الزائدة.

وجهة نظر أدلر في الاضرابات العقلية والسلوك الشاذ ترجع إلى فكرة عامة وهي الطريق والأسلوب الخاطئ في الحياة والآراء الخاطئة التي يكونها الفرد عن نفسه وعن العالم، والأهداف الخاطئة التي يختارها لحياته، وكل ذلك محكوم بعدم نمو المشاركة الاجتماعية والشعور بالنقص في طفولته المبكرة.

لذا وحتى يعوض الإحساس بهذه المشاعر يطور الطفل نماذج غير مناسبة من السلوك وخاصة المشاعر غير الواقعية بالتفوق والذي يتحول فيما بعد إلى سلوك مضطرب.

ويقول أدلر أن الشعور بالنقص ليس هو الاضطراب وإنما عندما تصبح سلوكات الفرد تعكس

عقدة النقص لديه.

(Shilling 84)

وقد وصف أدلر العصاب أو عدم التكيف بالنقاط التالية:

1. الفرد لديه رأي أو فكرة خاطئة عن نفسه وعن العالم وهذا يؤدي إلى أن الفرد يكون أهداف خاطئة وأسلوب حياة خاطئ.

2. الفرد سوف يلجأ إلى أشكال مختلفة من السلوك اللاسوي حتى يحمي فكرته عن نفسه.

3. تحصل الحماية للذات عندما يواجه الفرد مواقف يشعر بعدم النجاح في مواجهتها.

4. يتكون الخطأ من كون الفرد متمركزا حول ذاته مع أخذ النوع البشري بعين الاعتبار.

5. الفرد لا يعي ولا يدرك هذه العمليات.

(Gilliand 84)

إن مشكلة كل مرض عصابي لدى كل مريض هي صعوبة اتخاذ أسلوب للفعل والتفكير والإدراك فكما أثبت عمل علماء النفس الفردي مرار هدف التعالي والتفوق الفردي هو العامل المحدد في كل مرض عصابي إلا ان الهدف ذاته ينشأ دائما من خبرات النقص الحقيقية.

ومن الجمل التي يقولها المريض لذاته (لو لم اكن بهذا القدر من القلق – ولو لم أكن بهذا القدر من المرض) إذا لاستطعت أن أفعل كما يفعل الآخرون –

ولو لم تكن حياتي حافلة بالمصاعب الخطيرة لكنت في الطليعة، وبهذا الاتجاه ما يزال الشخص قادرا على أن يشعر بالعلو.

(ودورث 81)

وفي دراسة أدلر للمريض وتحليلة له يكون العمل الرئيسي هو الكشف عن أسلوب حياته والهدف الغريب للتعالي الذي نصب نفسه له طفلا وما يزال يتبعه في صورة أو أخرى. ومركز الفرد في أسرته يعطي الأثر العام فما يحب وما يكره وإبطاله في التاريخ والخرافة وما يختاره من مهنة في حياته. كل هذا يعطي أثرا، وطريقته في الوقوف وفي المشي وفي الجلوس وطريقة المصافحة والوضع الذي يتخذه أثناء النوم، فعندما نرى شخصا ينام على ظهره كالجندي في الانتباه هذا دليل على أنه يريد أن يبدو عظيما، والذي يرقد منحنيا ليس من المحتمل أن يكون متصفا بالشجاعة، فعالم النفس الفردي لا شك أنه يقيم نتائجه على نظرة شاملة لألوان كثيرة من السلوك.

الإرشاد والعلاج النفسي:

يعتقد أدلر أن الإنسان يعيش ويوجه حياته بأسلوب حياة خاطئ لذلك هو يفشل في تطوير إحساسه بالمشاركة الاجتماعية.

(Shilling 84)

ومركزية الاهتمامات الشخصية في طريقة العلاج هو اسمى شيء عند ادلر فهو يقول (كل جهودي موجهة نحو زيادة الاهتمامات الشخصية للعميل ومع أنني اعلم ان السبب الحقيقي للمرض هو نقص التعاون ولكني أريد أن يراها كذلك (العميل) وعندما يستطيع أن يرتبط مع الآخرين فهو إذا سيشفى.

ومن هنا يظهر أن طريقة معالجة أدلر هي تمرين في التعاون حتى يستطيع العميل أن ينقل أحاسيسه الاجتماعية إلى غيره مما يؤدي إلى ازدياد الاهتمامات الاجتماعية وتقليل الشعور بالنقص ومن ثم يعوض الأهداف القديمة بأهداف جديدة ومفيدة وزيادة هذه الاهتمامات تمثل إعادة توجيه وتعليم للعميل. وهذه مرحلة مهمة في العلاج.

(Hjelle - Ziegler 92)

ونتيجة للعلاج فالعميل لا يفهم سلوكه الخاص به فقط بل يصبح أكثر وعيا واستيعابا وانه يملك القوة لتوجيه حياته بطرق مرضية اكثر.

(Shilling 84)

أهداف الإرشاد عند أدلر:

طريقة أدلر في معالجة العميل المضطرب عصابيا تأتي من مبدأ أن التمريض من طبيعة المرض، فإذا كان سبب الاضطراب يأتي من أسلوب حياة خاطئ وعدم تطور اهتمامات اجتماعية، فإن هدف العلاج هو تصحيح هذا الخطأ وتشجيع الاهتمامات الاجتماعية لذا فإن أهداف العلاج عند أدلر هي:

(Hjelle - Ziegler 92)

1. تقليل شدة المشاعر السلبية والذي يتبعها الأفراد في مشاعر النقص.
2. تصحيح الإدراكات الخاطئة والتفكير الخاطئ وتوعية المريض بالخطط الإدراكية.
3. تعديل في الأهداف التي توجه سلوك العميل بتطوير أهداف جديدة والتي تتيح الفرصة للشعور بالكفاءة، وبنفس الوقت يقبل على الآخرين ويسهم في سعادتهم.

4. تطوير مشاعر بالانتماء للآخرين، والتعاطف القوي معهم وتنمية مهارات تفاعل ومشاركة مع الآخرين والتعاون معهم لإنجاز أهدافه الخاصة.

5. زيادة النشاط الفردي والسعي للمشاركة في الأحداث الاجتماعية.

(ford, 63)

مراحل العلاج النفسي و الإرشاد:

حدد أدلر أربع مراحل للعملية الإرشادية (العلاجية):

1. تأسيس علاقة تعاطف بين المرشد والعميل.

2. مساعدة العميل على فهم المعتقدات والمشاعر والدوافع والأهداف التي تحدد أسلوب حياته.

3. مساعدة العميل على تطوير استبصار للأهداف الخاطئة وسلوكات تدمير الذات (عقد النقص).

4. مساعدة العميل على أن يأخذ بالاعتبار الاختيارات القابلة للتطبيق للسلوكات التي تسبب المشاكل ويعمل على تغيرها.

(Shilling 84)

1) العلاقة الإرشادية (Relationship):

إن المرشدين الذين يأخذون بطريقة أدلر في الإرشاد يرون أن العلاقة الإرشادية هي كالشركة بين المرشد والعميل ويعملان معا للوصول إلى الأهداف. والعلاقة تكون كالعقد والاتفاقية المكتوبة والتي تتضمن الأهداف المحددة والعملية لكل منها.

2) الفهم Understanding

يقول أدلر أن على المرشد مساعدة العميل لفهم أهدافه النهائية الوهمية وأسلوب حياته. (ولنعطي مثالا على فهم أدلر للعميل) عن فتاة اسمها جوين ما

الذي تكافح من أجله ؟ ما الذي تريد أن تصل أيه (جوين) ؟ وما هي أهدافها الأنانية، وما علاقة هذه الأهداف بحياتها غير السعيدة.

وكما يقول أدلر فإن الفهم يمكن إدراكه بالرجوع إلى الذكريات المبكرة في الطفولة وكذلك ترتيب الولادة والأحلام وغيرها. وفي المثال يسأل أدلر (جوين) بأن تستعيد ذكرياتها في الطفولة ومن ثم مقارنتها مع حياتها الحالية ومعرفة الارتباطات بينها، تقول (جوين) أن أمها أهدتها لعبة تركيب الصورة في عيد ميلادها ولم تستطيع (جوين) تركيبها، مع أن الأطفال الآخرين استطاعوا ذلك فأخذوا يضحكون عليها ثم جاءت أمها فقامت بتركيبها وتعتقد (جوين) أن أمها استطاعت ذلك لأنها جيدة في الرياضيات وهذه الذكريات مهمة في العلاج ينظر أدلر، ويحاول أدلر أن يضع نفسه مكان العميل ويقوم بتسجيل سلوكات المريض مثل – اللغة – تعابير الوجه وأي إشارات أخرى. وبعد ذلك يستطيع أن يصل إلى عالم (جوين) ويقول أن من الممكن أن (جوين) تكافح من أجل هدف خيالي وهو التفوق العقلي على غيرها من الناس في الرياضيات، ومن ثم تستطيع تركيب الصورة ولا يضحك عليها أحد بما فيهم أمها. وهذا بالتالي يؤدي إلى أسلوب حياة خاطئ عند (جوين).

وليس فهمها لأسلوب حياتها الخاطئ كافيا وإنما يجب أن تغيره وعليها أن تفهم أن الحياة أكثر من الحصول على التفوق العقلي فقط وإنما عليها أن تقدر موقعها في المجتمع وتعتمد أهداف اجتماعية جديدة.

(Hjelle – Ziegler, 92)

ومن هنا ينبغي التركيز على فهم الإطار المرجعي للعميل وأهدافه والمرشد يساعد العميل في أن يفهم كيف أن أسلوب حياته هو من تأثير معتقداته وإدراكاته.

(Shilling 84)

3) الاستبصار Insight

المرشدين بطريقة أدلر: ومن خلال التعاطف والقبول يجب أن تتم المقارنة بين الأخطاء الأساسية والأهداف الخاطئة وسلوكات تدمير الذات عند العميل وبين نظام المعتقدات وهذه المقارنة تساعده أن يرى بوضوع التناقض ويدرك أهدافه الخاطئة.

4) الاختيار Altarnatives

وهذه المرحلة الأخيرة وهي الاتجاه نحو إعادة التوجيه حيث أن الوعي الذي تم بعد المراحل الثلاث السابقة سيترجم إلى أفعال وإلى جرأة وشجاعة في أفعال العميل.

(Shilling 84)

وهذه المرحلة ستحدث إذا قرر المريض أنه سيختار أسلوب حياة متعاون أفضل من السابق – ودور المرشد هنا تزويد المريض بالمساعدة المعنوية والمعلومات الحقيقية التي تساعده في تغيير أسلوب حياته إلى الأفضل.

(Even 80)

دور المعالج (المرشد):

1. الانتباه لسلوكات العميل والانتباه السمعي لما يقول – وعمل الاتصال البصري الجيد ومتابعة ما يقوله العميل والانتباه للمعاني الخفية التي يقولها العميل.

2. وضع الأهداف للعملية الإرشادية: ولا يتم ذلك إلا إذا وافق العميل على الهدف وهذا الإجراء له فائدة في أن العميل سوف يلجأ إلى الدفاعية والتهرب لأنه اشترك في وضع الهدف.

3. عكس المشاعر والتعاطف المتفهم لمصطلحات الفرد ومفاهيمه وانفعالاته والاتصال بها ومن الأمثلة على عكس المشاعر.

المسترشد: أنا تعبت من تحكم الآخرين بي ولا أحس بفعاليتي.

المرشد: أنت غاضب من تحكم الآخرين بك وتريد أن تصبح حرا في قراراتك الخاصة.

4. الاتصال غير اللفظي: ومن خلال العلاقة الإرشادية على المرشد الانتباه إلى حركات الجسم ونبرات الصوت وحركات العينين والوجه وهذا الاتصال غير اللفظي مهم لفهم جوانب العميل وبعد ملاحظة هذه الحركات نسأل العميل عنها أو نلفت انتباهه لها.

5. وربما أهم وظيفة للمرشد هي فهم العميل ومساعدته على فهم نفسه وعالمه وزيادة الاهتمامات الاجتماعية لديه.

(Shilling 84)

الإجراءات الإرشادية عند أدلر:

هناك بعض الإجراءات التي يقوم بها المرشد لمعالجة المسترشد:

1. على المرشد (المعالج) أن يشجع المسترشد ويشعره بأنهما (العميل والمرشد) متساويان حيث يجلس المعالج والعميل وجها لوجه على نفس النوع من المقاعد ونفس الحجم والمرشد عليه أن لا يكون رسميا بينما المتعالج لديه الحرية أثناء الجلسات الإرشادية في الجلوس أو الوقوف أو التحرك في غرفة الإرشاد.

2. يقوم المرشد بالكشف عن أسلوب الحياة لدى العميل عن طريق تحليل الأحلام أو الذكريات المبكرة (وكما ذكرنا سابقا) وكما أنه يمكن استخدام

بعض الأسئلة المفتاحية بأن يسأل المعالج العميل (ولو لم تكن تعاني من هذه المشكلة ماذا كنت ستفعل ؟؟) الإجابة عادة تشير إلى متطلبات الحياة التي فشل في تحقيقها العميل مثل الزواج، اتخاذ مزيد من الأصدقاء، أن يجد له عملان أو أن يصبح مغامرا.

3. يتجنب أدلر وكان حذرا في أن يصبح ضروريا وذا وجود قوي في حياة العميل وخاصة الذين يعانون من الاكتئاب وكان يقول لعملاءه (أنني لست الأمل الوحيد لك في العلاج وإنما هناك الكثيرين القادرين على تقديم المساعدة لك غيري.

4. يستخدم أدلر تقديم النصيحة للعميل وذلك عندما يقول له مثلا أنه يمكنك خلال أسبوعين أن تشفى إذا أنت اتبعت تعليماتي.

مثال: إذا كان العميل تنقصه المهارة الاجتماعية في التعامل مع الناس فإن أدلر يطلب منه أن يفكر بطريقة ما ليشكر بها شخصا ما.

وإذا اعتقد العميل أن هذا شيء صعب التحقيق وأن الآخرين لا يستحقون الشكر وأن أدلر يتابع معه وبقوة أكثر بقوله: (أنت تحتاج لأن تشكر شخصا ما لأي سبب ولكن فكر كيف يمكن أن تفعل ذلك) وإذا تبين أن هذا الأمر صعب أيضا عند العميل يقترح أدلر عليه في النهاية أن يقوم بشكره شخصيا على تعاونه معه بالإرشاد وبمعنى آخر يقوم أدلر بتدريب عملي على المهارات الاجتماعية داخل الجلسة الإرشادية.

5. وقد طور أدلر تكنيكات علاجية يمكن استخدامها مع الأطفال من خلال معالجتهم في بيوتهم والسماح لهم بمشاهدة والديهم أثناء المعالجة وملاحظتهم.

(Ewen, 1980)

وقد أكد أدلر على أهمية التربية في تطور شخصية الفرد وأن المدرسة تتيح الفرصة للطفل بالمشاركة الاجتماعية، وكذلك فإن المدرسة تصحح أخطاء التربية البيتية ويمكن أن تساهم المدرسة في التعاون مع المرشد عن طريق المعلمين.

عمل أدلر لفترة زمنية معينة في عيادات المدارس واهتم بقضايا الطلاب ومشاكلهم.

(Ewen, 1980)

دور المتعالج:

يقول أدلر أن على المتعالج أن يعي الأمور التالية:

1. على العميل أن يدرك بأن سلوكه بحاجة للتغيير وانه لا يمكن حدوث هذا التغيير لوحده.

2. على العميل أن يوافق على أن يشترك مع المعالج في حل مشاكله وأن يقبل الإجراءات العلاجية.

3. أن يتقبل التمهيد الأولى لمحتويات المناقشة العلاجية.

4. يجب أن يأتي العميل وهو واثق في العلاج.

5. أن يأتي العميل وكله حب للعلاج.

6. يجب أن يدرك العميل أنه لا يستطيع أن ينجح في التغيير وهو يخفي أو يخادع في تقديم الملعومات.

7. يجب على العميل أن يتبنى مفاهيم علاجية.

(Ford, 1963)

الوضع الأكاديمي للنظرية:

أن تأكيد أدلر على ترتيب الولادة فتح المجال للعديد من الدراسات وهذه الدراسات تفحص مباشرة أفكار أدلر، مع ذلك ليست كل النتائج تدعم مبدأ أدلر ومن الدراسات التي دعمت آراء أدلر.

1. أدلر يقول أن الطفل الأول عندما ينزع العرش منه بمجيئ طفل ثاني ويأخذ الاهتمام منه، لذلك يتطلع الطفل الأول إلى السيطرة والقوة عند البلوغ ويتوقع منهم أن يكونوا كثيري التحصيل والثقة والتفوق، وكتدعيم لهذا الرأي، قام (مارولا) عام (1973) بدراسة استفتاء لـ (400.000) شاب حول التوافق بين ترتيب الولادة والتوجه العقلي وأن المولود الأول يتخطى المواليد الآخرين من الناحية العقلية.

2. دراسة مماثلة على طلاب أمريكيين بريلاند عام (1974) أوضح أن هناك علاقة بين ترتيب الولادة والتفوق العقلي بغض النظر عن التحصل العلمي للوالدين أو دخل العائلة وعمر الأم.

طريق آخر من الأبحاث يبحث في العلاقة بين ترتيب الولادة ومشاكل نفسية أخرى وهذه أيضا تدعم بعض فرضيات أدلر أوضح أدلر (كما ذكرنا) بأن الطفل الأخير سيكون أكثر تدليلا وهذا التدليل سيولد نزاعا بين أن يستقل أو يعتمد على الآخرين ويميل إلى أن يكون كحوليا.

ودعم هذا الرأي من خلال دراسة باري وباين عام (1977) بحيث قاموا بدراسات على الكحوليين ووجدوا أن للمولود الأخير وجودا كبيرا في هذه الدراسة.

وأكد أدلر أن الطفل الوحيد سيكون أناني ويهتم بأن يكون مركز الاهتمام، لكن معظم الدراسات فشلت في تأكيد هذا الافتراض فالبو عام (1978) في دراسة

له بين أن المولود الوحيد كثيرا ما يظهر تعاونا اكثر من الأول أو الأخير وأن لديهم استقرارا نفسيا أكثر.

وفي الحقيقة أن البحث في ترتيب الولادة استمر في إظهار قيمة أفكار أدلر.

(Hjelle – Ziegler, 92)

إنه لا يوجد أي جهد لفحص الثبوت التجريبي لمبادئ أدلر بشكل منظم، وندرة الكتابات التجريبية يمكن عزوها لعاملين:

أولا: معظم مبادئ أدلر عامة ينقصها التعريف الصريح الذي يجعل النظرية ممكنة الفحص والتطبيق وهذا صحيح لبعض المبادئ مثل الاهتمامات الاجتماعية والذات الخلاقة والكفاح نحو التفوق، فكيف للباحث أن يقرر أن سلوك من نوع معين يعكس الاهتمامات الاجتماعية فمثلا الناس الذين يؤكدون أن هدفهم هو تحسين الحياة لكل شخص هذا يؤدي بهم لأن يكونوا عدائيين ويصنعوا قنبلة لتغير سياسات الحكومات مساقين: مبادئ حسنة ولكن طريقتهم غير مسؤولة.

وغيرهم يقومون بتبرعات عالية ولكن لتحسين صورهم في المجتمع أو للهروب من الضرائب فهنا السلوك يثير الإعجاب ولكن الدافع أناني والاهتمامات الاجتماعية مفتوحة لعدد من الأمور حسب نظرة الشخص وكذلك لا نعرف الطريقة التي يمكن بها فحص هذا المبدأ.

وثانيا: نظرية أدلر غير مخططة ومنظمة وبالأخص عندما تحدث عن أسلوب الحياة إضافة إلى أن عرضه لنظريته يعتريها الغموض.

(Hjelle – Ziegler, 92)

- الإفراط في التأكيد على العوامل الاجتماعية، فأدلر عندما عرف الشخصية عرفها كليا بمفاهيم العلاقات الشخصية الداخلية الأمر الذي اعتبر انتقادا لنظريته، فعلم النفس الاجتماعي هو فرع مهم ولكنه يمثل منحى واحد فقط من مناحي علم النفس الحديث، ومعظم الباحثين في الشؤون السيكولوجية يوافقوا على أن الشخصية موجودة ويمكن دراستها بمعزل عن الكائنات البشرية الأخرى.

- الإفراط في التأكيد على الشعور بالنقص بنظرية أدلر حيث اعتبر أن كل شخص عصابي ومريض نفسي يعاني من عقدة نقص، ولكن هذا الامر مشكوك فيما إذا كانت الآلاف من حالات المرضى النفسيين تفسر بنفس الطريقة.

(Ewen, 80)

وسواء أكانت سيكولوجية أدلر صحيحة أم غير صحيحة بالمعنى الغائي البعيد، فإن كثيرا من الحقائق التقريرية ممكنة التطبيق في الحياة ولعلنا لا نبالغ حين نقول بأن مفاهيمه أسهل من مفاهيم فرويد؛ أسهل في الفهم وأسهل في التطبيق.

ومهما يكن من أمر فإن أعمال أدلر دلت على قيمة عظيمة في مساعدة الأطفال على التغلب على مشاكلهم بصورة خاصة مما جعله يتبوأ مكانا مرموقا وترك له أثرا بالغا في الحقل التربوي.

(عاقل 81)

الباب الرابع

نظرية كارين هورني

- تمهيد
- المفاهيم والمبادئ الأساسية للنظرية
- نظرة هورني إلى الطبيعة الإنسانية
- تفسير هورني للسلوك البشري
- تطور السلوك السوي
- تطور السلوك غير السوي
- القلق الأساسي
- تقنيات التكيف الرئيسية
- أساليب التوافق مع القلق الأساسي
- حلول أخرى للصراع
- العمليات العلاجية والعلاقات الإرشادية عند هورني
- أدوات هورني في العلاج النفسي
- أهداف العلاج
- المبادئ التي بواسطتها يحدث التغير السلوكي
- دور العميل في العملية الإرشادية
- دور المعالج
- نقل التغير
- تطبيقات النظرية
- التقييم والوضع الأكاديمي للنظرية

الباب الرابع
نظرية كارين هورني

تمهيد

ولدت هـورني في ألمانيـا في مدينـة همبـورغ (Hamburg) عـام 1885م، مـن أم نرويجيـة وأب هولندي. التحقت بمدرسة طبية في جامعة بـرلين، بـدأت اهتمامهـا بالتحليل النفسي ـ ثم اشـتغلت في مستشفى برلين كمعالجة نفسية، ثم مارست التحليل النفسي، ثم عملت كمدرسة في بـراين في معهـد العلاج النفسي.

حافظت هورني على حياة شخصية متوازنة، حيث تزوجت عام 1909 من محامي يـدعى أسـكار (Oscar) وقد طلقوا عام (1937) ولديهم ثلاث بنات.

دعيت عام (1932) إلى شـيكاغو لتعمـل كمسـاعدة مـدير في التحليـل النفسيـ وفي عـام (1934) ذهبت إلى نيويورك ودرّست التحليل النفسي في المعهد، ثم شغلت منصب عميدة كليـة في المعهد الأمـريكي للتحليل النفسي حتى وفاتها عام (1952).

كانت هورني متأثرة بعمق بأفكار فرويد. ودرست مع (كارل أبراهام) وهو تلميذ معـروف مـن تلامذة فرويد، ولكن هورني وجدت نفسها غير قادرة على تقبل كل معتقـدات فرويـد، حيـث أكـدت ـ على عكس فرويد ـ على العوامل الحضارية والثقافية كمؤثرات على الشخصية.

أقرت هورني التوجه الفرويدي نحو ديناميكيات السلوك الإنساني. وهناك أعمال كثـيرة لفرويـد قد دعمتها، فقد كانت تدريباتها الأولية والتحليلات التي قامت بها تقاليد فرويدية راسخة.

اكتسبت هورني شعبية كبيرة من خلال اتصالاتها وعلاقاتها، ولفتت إليها الأنظار بعد نشر ـ خمسة كتب:

1. الشخصية الفصامية في وقتنا الحاضر (1932).

2. الطرق الجديدة في التحليل النفسي (1939).

3. التحليل الذاتي (1942).

4. صراعنا الداخلي (1945).

5. العصاب والنحو الإنساني (1950).

وبالإضافة إلى تأثرها المبكر بفرويد فقد أخذت بسخاء من الفيلسوف الدينماركي (Soren kierkegaord) وكتاباته كان لها تأثير على نظرياته. وكان لها تقدير كبير لأفكار (Erich fromm).

وكونها دربت كأحد أتباع فرويد فقد حاولت أن تستنبط الاستجابات التي تجلب مشكلات نفسية جنسية للعمل. وبمرور الوقت فقد ظهر العملاء مضربين وفي حالة من الإثارة والهياج عند ما يسألوا عن المشاكل الجنسية على الرغم من وجود الشعور بالرضى عن حياتهم الجنسية. إذن ما هو الشيء الذي يقلقه؛ ذكرت هورني أن موضوع الجنس كان يساعد الناس ولم يكن مصدر للعصاب، وأن عملاءها كانوا يتصرفون بعصبية بسبب الضغوطات الاجتماعية والاقتصادية، والعجز، وضغوطات العمل. وبهذا تحولت هورني بطريقة تفكيرها عن تقاليد فرويد في التحليل النفسي.

(Bischof, 1964, p.p. 201 – 204).

(Fragor and Fadiman, 1984, p.p. 119 – 121).

المفاهيم الأساسية لنظرية هورني:

وضعت هورني ست مبادئ أساسية لتسهل عملةي فهم نظريتها وهي:

1) مبدأ التفاؤل الإيجابي (Optimism – Positirism Principle): ويمثل هـذا المبـدأ نظرتها الإيجابيـة والمتفائلة إلى الطبيعة البشرية وقدرتها على التغير.

2) مبدأ الثقافة الاجتماعية (Society – Culture Principle): ويرى أن الإنسان أكـثر مـن كونـه نتـاج التفاعلات مع الآخرين في النظام الاجتماعي ولكنـه أيضـا يتشكل بواسطة الإضافات الخاصـة: العادات، والأدوار الخاصة التي يفرضها المجتمع.

3) مبدأ بناء الشخصية (Character Structure Principle): أن خبرات الطفولـة تضـع البدايـة لـتراكم مجموع الخبرات المستقبلية، وأن بناء الشخصية عملية مستمرة ولا تنحصر في الخمـس سـنوات الأولى – خلافا لفرويد – وأن الشخصية هي نتاج البيئة والثقافـة، وليس ذلـك فحسـب بـل أن الشخصية هي نتاج العلاقات الإنسانية.

4) مبدأ مفهوم الذات (Self – Consept Principle):

أ. مفهوم الذات الواقعية (Real – Self Consept): وهي فكرة الفرد عـن ذاتـه كـما هـي في الواقـع، وتتضمن الأشياء التي تصدق علينا في أي وقت معين.

ب. مفهوم الذات الحقيقية (Actual – Self Consept).

ج. مفهوم الذات المثالية (Idealized – Self Consept): وهي رسم صورة للذات يرغب الفـرد أن يكون عليها، وهي صورة خاطئة وهمية بعيدة جدا عن الواقع.

5) مبدأ الصراع التكاملي (Complementation – Conflict Principle): أن الثقافة الحالية تولد مقدرا كبيرا من القلق، فالمجتمع والثقافة لها تأثير عظيم على الإنسان وتولد الصراع.

6) مبدأ التحليل الذاتي (Self – Analysis Principle): تعتقد هورني بقدرة الإنسان على الاستبصار والتحليل الذاتي، وأن على المعالج أن يوصله إلى مرحلة الإحساس بالمسؤولية وتسهيل عملية التحليل وإكسابه مهارات التحليل الذاتي يتحرر من المعالج. مما يجعله قادرا على حل مشكلاته المستقبلية بنفسه – مالم يكن مريضا نفسيا – وقد ألفت كتابها الثالث (Self analysis) لتدعم وجهة النظر تلك، فلا يمكن تغيير سلوك الإنسان بدون تعاون واندماج العميل.

(Bischof, 1964, p.p. 206 – 212 + 225 – 227).

Fragor and Fadinan, 1984, p.p. 122 – 123)

نظرة هورني إلى الطبيعة الإنسانية

Optimism – Positivism Principle:

تؤمن هورني بشدة بقدرة الإنسان على التغير نحو الأحسن، وأن الإنسان بطبعه إيجابي بناء، وأنه خير بطبيعته، وهي متفائلة بشأن التقدم والتطور الإنساني، ومما شجعها على ذلك المؤهلات الإيجابية لدى الجنس البشري. وتعتبر أن نظريتها بناءه لأنها ربما تؤدي إلى حل العصاب. وإن كان السلوك العصابي هو مركز تفكيرها فإن حل السلوك العصابي سيؤدي إلى مجتمع وأكثر سعادة أكثر صحة. وفي كتابها (صراعاتنا الداخلية) تؤكد صحة ذلك التفاؤل؛ حيث تقول: (حسب اعتقادي أن الإنسان يمتلك القدرة والرغبة في تطوير إمكاناته، وأن يصبح إنسانا شريفا فاضلا، وهذه الإمكانات تتدهور إذا استمرت

علاقاته مع نفسه ومع الآخرين في حالة اضطراب. أنا أعتقد أن الإنسان يستطيع أن يغير ويستمر في التغير ما دام على قيد الحياة).

وتقول أيضا: (ليس الطفل وحده الذي يتصف بالمرونة، وكل منا يحافظ على قدرته على التغير حتى في الطرق الأساسية ما دمنا على قيد الحياة). وأن هذا الاعتقاد تدعمه الخبرة والتجربة في الحياة. ولكي يحقق الإنسان السعادة يجب أن يخضع السلوك العصابي لعوامل الضبط والتحكم.

(Bischof, 1964, p. 207)

تفسير هورني للسلوك البشري:

قسمت هورني السلوك البشري إلى ثلاث أقسام تعتبر أساليب لردود الأفعال تجاه الآخرين:

1. السير باتجاه الآخرين.

2. السير ضد الآخرين.

3. السير بعيد عن الآخرين.

ورأت هورني أنه من الضرورة إبراز الاتفاقات والاختلافات بين نظريتها في تفسير السلوك الإنساني وتفسيرات فرويد بصفته الركيزة التي بنت عليها نظرياتها.

اتفاقات عمل هورني مع أعمال فرويد:

1) الحتمية (الجبرية) النفسية (Psychic determinism):

إن السببية والتأثير في السلوك البشري مفهوم أساسي لفهم ديناميات السلوك البشري، وأن لكل فعل لا بد أن يكون هناك سبب سابق عليه. السلوك

الإنساني لا يحدث بشكل عفوي. إذ لا يمكن أن يقع الفعل السلوكي تحت الصدفة أو العشوائية، فوراء كل سلوك ممهدات ذات طبيعة سببية.

2) **الدوافع اللاشعورية** (Emotional jrives):

تقول هورني أن هذه تحتل المكانة الأولى في اسهامات فرويد.

3) **الدوافع الانفعالية** (Emotional jrives):

أن الانفعالات هي الميكانيزمات الأولية المحركة للسلوك البشري. فالإنسان حيوان غير عقلاني.

4) **آليات الأنا الدفاعية** (Ego defense mechanisms):

أضافت هورني نكهة خاصة باستعمالها لمفهوم الأنا الدفاعية واعتبرتها أداة قيمة في العلاج.

5) **الأساليب العلاجية** (Therapeutic techniques):

اعتبرتها هورني أداة قيمة في العلاج مثل التحويل (transference) التداعي الحر (free association)، تحليل الأحلام (dream amalysis). والتي قدمها فرويد.

الاختلافات مع فرويد:

1. الهو (Id)، الأنا (ego)، والأنا الأعلى (super ego)، عدم الاتفاق في هذه الأمور غير واضحا كالإضافات التي قدمها فرويد في الميكانيزمات الأولية.
2. عقدة التكرار (Repetition complex): الإنسان لا يكرر السلوك الطفولي بطريقة عميانية. وبدلا من ذلك فإنه يستجيب لمواقف القلق استجابة خارجة عن بنيان شخصيته التي يشتقها من حياته المبكرة ككل.

3. عقدة أوديب (Oedipus complex): هذه العقدة ليست نمطا سلوكيا ذا توجـه جنسي ـ خـالص، وإنما هي قلق أحدثه الوالدان لدى الطفل نتيجة لمشاكل العقاب، التسامح، النبذ والتـي هـي جزء من بيئة الطفل. وهذا ليس بالضرورة أن يتطور لدى كل الأطفال.

4. حسد القضيب (Penis enry): تقول هـورني أن هـذا أمـر حسـاس أن تقـول أن الولـد الصغـير يحسد قدرة أمه على إنجاب الأطفال. وأن الطفلة تحسد قضيب والدها ومن ثم تنبذ أمها.

5. الليبيدو (Libido?): تفضل هورني أن تعتبر الطاقة الحيوية الجنسية (ليبيدو) على أنها دافعـا انفعاليا، بدل من اعتبارها نزعة جنسية حيوانية تصاحب الإنسان إلى الأبد، فليس كل ما يلمع ذهبا، وليس كل ما يبدو جنسيا هو كذلك... وشعرت أن المشاكل الجنسية هـي نتيجـة للقلـق وليس السبب فيه، فالرجل يلجأ إلى السلوك الجنسي كأسلوب لتأكيد ذاته نتيجة الشعور بعدم الأمن.

(Bischof, 1964, p.p. 204 – 205.

تطور السلوك السوي:

من وجهة نظر هورني فإن السلوك الإنساني يعتمد في تطوره على عاملين:

1. عوامل وراثية: وهذه تحدد أنماط قليلة من السلوك البشري والتي تهدف إلى تحقيـق الإشبـاع لحاجاته الأساسية وتحقيق الرضى والأمن.

2. عوامل اجتماعية موقفية: تتمثل في طريقة تعامل الآخرين مـع الطفـل حيـث تعتقـد هـورني بتأثير خبرات الطفولة المبكرة على شخصية الطفل ولكنها تبقى قابلة للتغير في الحياة.

فإذا ما قوبل الطفل بالحب والدفء والاحترام، مع عدم السيطرة أو التجاهل من قبل الآخرين وخاصة الوالدين فإن الطفل يسلك سلوكا سويا.

تطور السلوك غير السوي:

افترضت هورني أن الاضطراب السلوكي يبدأ بالسلوك القاسي والسلبي نحو الطفل مما يؤدي إلى إثارة القلب الأساسي لديه، فالطفل ينمي ميول عصابية متناقضة وأنماط اعتيادية من السلوك للتعامل مع مثل هذه الصعوبات التفاعلية.

الحلول العصابية أو أنماط السلوك يكتسبها الطفل ليجد حلا للصراعات لديه. وهذه الحلول لا تكون فاعلة إلا على نحو جزئي وتؤدي إلى صعوبات وأعراض إضافية. إن جوهر اضطراب السلوك يمكن في أنماط الاستجابة المتناقضة في التعامل مع الأفراد الذين يثيرون الخوف واستجابات الغضب لدى الفرد.

فالسلوك المضطرب من السلوكات التي يتعلمها الطفل ويكتسبها من علاقاته مع الآخرين وسلوكياتهم. وعلى النقيض من الظروف التي قيل أنها تساند التطور الطبيعي كانت تلك السلوكات التي تسهم في التطور العصابي والتي صنفتها هورني تحت التأثيرات العكسية (adrerse in fluences).

ومن السلوكات التي تؤدي بالطفل إلى أن ينمي سلوكا عصابيا:

- الحماية الزائدة (over protective).
- الاستبدادية (السيطرة) (domineering).
- التدليل (intimidating).
- سرعة الاستثارة، التلبية للتهيج (irritable).

وغيرها من السلوكات ومع غياب الاستجابات الودية والاحترام ومع وجود الرفض والنقد من قبل الأهل والآخرين أو من قبلهم جميعا نحو الطفل مما يؤدي إلى استجابات عصابية وإلى تطور القلق الأساسي لدى الطفل.

(Ford and Urban, 1963, p.p. 492 - 495).

القلق الأساسي (Basie anxiety):

القلق الأساسي هو نمط استجابة يحدث كنتيجة مباشرة لهذه الأحداث الموقفية والتي سبقت الإشارة إليها. وقد وصفت هذا النمط بأنه (شعور رهيب بالعزلة والعجز في عالم عدائي). وافترضت ثلاث عناصر له: (الشعور بالعجز، الانعزالية، العداء). ومع هذا أوجدت مجموعة أخرى من الاستجابات (إحساس الطفل بالنفاق الخفي في بيئته) (lurking hypocsisy).

فعندما يتعرض الطفل للعقاب، الازدراء، والنبذ يفترض أنه يستجيب بأدوار كلية من الخوف، الغضب، العجز، الانعزالية.

(Ford and Urban, 1963, p. p. 495 - 496).

تقنيات التكيف الرئيسية:

هناك ثلاث طرق للسلوك العصابي:

1) العجز (Helpless): ⟵ التحرك باتجاه الآخرين (moving toward).

الرضيع (Infant)

2) العداوة (Hostile): ⟵ التحرك ضد الآخرين (moving against).

المراهق (Adolesent)

3) العزلة (Isolate): ⟵ التحرك بعيدا عن الآخرين (away from).

الراشد (Adult)

اهتمت هورني بالميل العصابي فهو إما العجز أو العداوة أو العزلة في مواقف الصراع، والعزلة تشمل العزل عن الذات وعن الآخرين.

النوع الأول يقول: (إذا أنت تحبني فلن تؤذيني)، ويتقبل عجزه في حل الصراع فهو يأمل يائسا في أن يكسب حب الآخرين ويعمل على حل الصراع لديه. إذ ليس من الطبيعي بالنسبة للطفل أن يكون عدواني لأنه يعتمد كثيرا على الآخرين في حاجاته من أجل البقاء، وكذلك بالنسبة للعزل، فهو لا يستطيع أن يعزل نفسه.

النوع الثاني يقول: أن العالم هو عدائي لذلك فإن أفضل طريق لتقليل الصراع والتوتر هي السيطرة على عناصر العدوان في الحياة، حيث يبحث المراهق عن دوره الذي يتمنى أن يحققه كراشد.

النوع الثالث يقول: إذا أنا كنت ثملا (سكرانا) فلا شيء يستطيع إيذائي، طريقته في حل الصراع هي عزل نفسه جسميا وعقليا.

وبما أن الحياة متغيرة من وجهة نظر هورني.. فإن كل شيء يتغير فهذه التغيرات هي معيار مهم جدا للحياة، وأن شخصية الإنسان دائما في حالة تغير ولها توجهاتها المتعددة، وشبهتها بالطائر الطنّان في طيرانه وحددت هورني ثلاث اتجاهات عامة التي تتحرك فيها الشخصية، ومن الجدير بالذكر أن الناس ينتفعون بجميع الطرق الثلاث في التعامل مع تقلبات الحياة اليومية، ويجب أن نعرف أنه لا يوجد إنسان متحرر كليا من السلوك غير العادي الذي قد يكون عصابي أو على حافة العصاب.

مع أن البعض قد يوظف الطرق الثلاث إلا أننا دائما نميل إلى أن ننتفع بواحدة من هذه الطرق دون الأخرى عندما يكون القلق فوق طاقتنا.

ويظهر الصراع عندما تستعمل واحدة من هذه الطرق واستثناء الطرق الأخرى. والصراع الـذاتي يظهرعندما تكون جميع هذه الأساليب متساوية في القوة، النتيجة هي تعادل الفعل، وهذا النـوع مـن الصراع هو نوع نادر.

تحتل تقنيات التكيف الثلاث المركز الرئيسي في مبادئ نظرية هورني:

التحرك باتجاه الآخرين (Helplessness): العجز

أنسب مقولة لتعريف تلك التقنية: (إذا أنت تحبني فلن تؤذيني) (إذا أنا استسلمت، فسوف لا أكون مؤذي).

فإذا بدأنا بالمقدمة المنطقية أننا لا نؤذي الأشياء التي نحبها، فالفرد يبذل أسمى الجهود لكسب حب جميع المحيطين به (حب، حماية)، فهو لا يستطيع جذبهم، إذن من الأفضل أن ينضم إليهم.

النقاط التالية تلخص سلوكه عندما يؤدي الصراع الداخلي إلى اضطراب توازن الحياة:

1) أن الطفل يحاول ويحاول أن يصبح مسيطرا، ولكن كل الأساليب التي يتخذها تبدو نتائجها غير كافية ولا تؤدي إلى إشباع، وبالتقبل لعجزه يستطيع أن يستخدم آلية ليكسب استحسان وتقبـل الآخرين، فهو فتى وديع وجميل، والجميع يحبه، وبهذه الطريقة يتوافق مع صراعه ويتجه نحو الآخرين.

2) ويتقبل عجزه للتوافق مع من هو أقوى منه، فإنه يتحرك باتجاه الآخـرين ويبـذل جهـدا كبـيرا ليشعر بالأمن عن طريق ربط نفسه بمن هم أقوى منه، وبشعوره بالانتماء إلى جماعـة أقـوى منه فإنه يحسن بالدعم وأنه صار أقوى وأقدر على مواجهة الحياة.

3) فإذا ما فشل فإن الآخرين سرعان ما ينقذونه ويجمونه ويتبلونه. فهو يعـاني منـي مـرارة النبـذ، ولن يظل مفتقرا إلى الحب وسوف يعمل كل ما يرضي الآخـرين، ويضـحي بممتلكاتـه، ويخضـع لرغبات الآخرين، ويحرص على أن يكون لطيف، وذو أهداف واضحة ويكسـب محبـة الآخـرين له.

(إفعل تجاه الآخرين كما تريد أن يفعل الآخرين تجاهك).

4) تكـرار الفشـل في الوصـول إلى هدفـه في كسـب الحـب والعطـف يحولـه إلى تـوهم المـرض (hypochondria) أو أن يكون ضحية لعديد من الأمراض النفسية الجسمية (psychosomatic).

فهو يعلل ذلك أن المجتمع يتعـاطف مـع المـرضى، وبهـذه الطريقـة يسـتجلب عطـف الآخـرين تجاهه.

5) عندما يتزوج أو يبحث عن الشريك، فهو يكرس له كل حبه، فهو يلغي ذاته في خدمـة الآخـرين ليكسب حبهم، وهو يميل إلى الزواج من شخص أقوى منه لكي يعطيه قوة وحماية.

6) قد نفترض أن الشخص العاجز مع وجود الرغبة في استغلال الحب والعاطفـة للحصـول عـلى مـا يريد قد يجرب أكثر من طريقة لذلك وقد يجد أنه عن طريق الحـب والمـودة يحصـل عـلى مـا يريد فإنت تستطيع أن تمسك بالسكر (with sugar) فراشات أكثر مما لو حاولت مسكها بيديك.

التحرك ضد الآخرين (Hostility): عداوة

الفرد الذي يتبنى هذا الأسلوب يقول (إذا كنت قويا فإن أحدا لا يستطيع إيذائي) وبرأي هورني فإن كل منا يستخدم هذا الأسلوب عندما يرى أن الوضع يستدعي ذلك. والملخص التالي يوضـح الأسـاس المنطقي للسلوك:

1) فهو يسلم على أنه يعيش في عالم عدواني بطريقة شعورية أو لا شعورية، يصر على العداوة حوله. مثل هذا الشخص يتحرك ضد الآخرين، وفلسفته في الحياة: (إن لم تكن ذئبا أكلتك الذئاب) (It's adog - eat - dog world).

2) إن الرغبة الأساسية لديه هي أن يكون قويا وقادرا على التغلب على الآخرين وليس لديه ثقة بالآخرين، لهذا فإن دفاعاته تكون في حالة تأهب دائم، وهو متيقظ لحماية نفسه وفلسفته في الحياة (أن القوة تصنع الحق (Might makes right).

3) ليس كل الأفعال العدوانية هي أفعال صريحة (معلنة)، فقد تكون ضمنية، في شكل مساعدات إنسانية تخفي معها الرغبة في السيطرة على الآخرين، وقد تكون هذه الرغبة في المساعدة شعورية أو لا شعورية.

التحرك بعيدا عن الآخرين (Isolotion) العزلة:

قد تكون العزلة جسمية أو عقلية أو كلاهما معا، وبرأي هورني وآخرون أنه لا يمكن لأحد أن يبتعد فيزيائيا (Physically) ليعزل نفسه عن الآخرين، فالعزلة العقلية تبدو واضحة في الفصام الكتاتوني التخشبي (Schizophrenic - catatouic type) وتقوم فلسفة الشخص في مثل هذا النمط من السلوك العصابي على المقولة (أنه ابتعد وعزل عن الناس فلن يصيبه منهم أذى)

ومن مظاهر هذا النمط السلوكي:

1. أن الفرد الذي لديه ميل للانسحاب والعزلة والذي يتبع هذا النمط بشدة لا يرغب دائما في أن ينتمي إلى مجموعة ولا أن يعاديها، واسمى أمنياته أن يبقى بعيدا لأن الناس هم سبب التعاسة والصراع. وبرأيه أن الاستقلالية التامة تضمن له حل صراعاته وهو يعيش لوحده من أجل نفسه وهو غير

مسؤول عن أحد، وإذا سؤل عن سبب عزلته يجيب بطريقة استفسارية: هل أنا وصيّ على أخي ؟! جوابه.. لا،

2. ويسبب افتقاره إلى المشاركة في المجتمع فإن المنعزل سوف يتجه إلى الكبت، الأحلام، الخيال، وسائر الفنون التي تعتمد على الإبداع والاسترخاء. فهو يبني عالما لوحده ويتجنب الصراع من أجل البقاء فهو يسعى لتحقيق غاية بطرق ملتوية وغير مباشرة، وفلسفته هي (أن أفضل شيء هو الكتاب الجيد)،.

3. من أجل البقاء بعيدا عن الآخرين، عقليا ومكانيا يجب على الفرد أن يكون قويا بحيث يلبي احتياجاته بنفسه، فالضعفاء لا يستطيعون تبني مثل هذا الموقف فالمنعزل شخص مكتفي ذاتيا.

4. هذا النمط يحاول أن يحافظ على فرديته، ويهجر الآخرين عندما يكتشفوا أماكن اختبائه ويجد لنفسه مخبئا من جديد.

5. المواعدة (المقابلة) (dating): هي شيء هامشي.. فهو يواعد لأن هذه الطريقة الوحيدة التي تجعله يندمج في نشاطات يمكن أن تسعده، وهو يبحث عن شخص منعزل مثله، يلتزم الصمت طيلة الوقت. ويؤجل زواجه حتى أواخر العشرينات أو الثلاثينات.. هذا إن حدث.. وبقائه وحيدا أعزبا هو ما يفضله.

(Biscnof, 1964, p.p. 212 - 220)

(Ford and Urban, 1963, p.p. 496 - 499).

أساليب التوافق مع القلق الأساسي:

ترى هورني - كما أسلفنا - أن القلق الأساسي ينمو من أحساس الطفل بالعزلة والعداوة والعجز، وأن الجذور الحقيقية للقلق تكمن في علاقة الطفل

بأبويه، وينتج القلق من أي شيء يمنع إحساس الطفل بالأمن. وهي ترى أن الطفل الغير آمـن يتصرف مع تلك المشاعربتطوير حلول عصابية للمشكلة. تلك الحلول تعـوض بطريقة مـا الفقدان النفسي والعاطفي الذي يعيشه. وقد تصبح صفات شخصية، هـذه الحلول أو الطرق أسـمتها هـورني بالحاجات العصابية وهي عشر حاجات:

The ten neurotic needs:

1) The neurotic need for affeetion and upproval.

الحاجة العصابية إلى الحب والتقبل (الاستحسان)، تتميز هـذه الحاجـة بالرغبـة في إرضاء الآخرين وكسب حبهم ←— والتحرك باتجاههم.

2) The neurotic need for adominant partner who will take over one's life:

الحاجة العصابية لشريك مسيطر ومسؤول في الحياة.

تتميز هذه الحاجة بأن صاحبها مستسلم، يحتاج إلى حماية زائدة، مسرف في الحـب ←— وهذا يتحرك باتجاه الآخرين.

3) The neurotic need to restrict one's within narrow bordors:

الحاجة العصابية لأن يعيش الفرد داخل حدود ضيقة.

To be ultra reactionary.

صاحب هذه الحاجة: (محافظ، متواضع، يفضـل العزلـة، يحـافظ عـلى خلفيته، يتجنـب الهزيمة) وهذا يتحرك بعيدا عن الناس.

4) The neurotic need for power: الحاجة العصابية للقوة

صاحب هذه الحاجة يمجد القوة والشدة، ويحتقر الضعف.. ويتحرك ضد الآخرين.

5) The neurotic need to exploit others

الحاجة العصابية لاستغلال الآخرين: هذا الشخص دائما يكسب في لعب الأدوار.. ومسيطر دائما يستغل الآخرين ولا يحب أن يستغل. وهذا يتحرك ضد الآخرين.

6) The neurotic need for prestige: الحاجة العصابية إلى التقدير الاجتماعي

هذا الشخص يبحث عن التقدير ويهدف إلى تحقيق الشهرة والاعتراف، ويتجه ضد الآخرين.

7) The neurotic need for personal admiration:

الحالة العصابية للإعجاب الشخصي: هذا الشخص يسعى لكي يراه الآخرون كما يرى هو نفسه وفقا للصورة المثالية (idealized image) لذا يحب أن يمدحه الآخرون. وهذا يتجه ضد الآخرين.

8) The neurotic need for personal achievement:

الحاجة العصابية للطموح والإنجاز الشخصي: لديه الرغبة في أن يكون غنيا، مهما مشهورا، لا مبال بأهمية الآخرين، هذا الشخص يتجه ضد الآخرين.

9) The neurotic need for self – sufficiency and independence:

الحاجة العصابية إلى الاكتفاء الذاتي والاستقلالية: هذا الشخص يتجنب بشدة أن يكون خاضعا لأي أحد، فهو يعزل نفسه عن الآخرين نتيجة إخفاقه في الحصول على الدفء والإشباع الشخصي ويتجه بعيدا عن الآخرين.

10) The neurotic need for perfection and unassailability:

الحاجة العصابية للكمال وعدم القدرة على الهجوم: هذا الشخص يحاول أن يكون كامـل خال من العيوب بسبب حساسيته للنقد.. وهذا الشخص يتجه بعيدا عن الآخرين.

تقوم هورني أنه من المهم أن نفهم أنه ليس مـن السـهل علـى العصابيين التعامل مـع تلك الحاجات، وفي معظم الحالات فإن الحاجة ببساطة لا يمكن إشباعها بسبب شدة الصراع الـداخلي الـذي يخضع له.

وبعد تعريف تلك الحاجات العصابية فقد صنفتها هورني إلى الثلاث اتجاهات الرئيسية: التحرك باتجاه (كالحاجة إلى الحب)، التحرك بعيدا (كالحاجة إلى الاستقلال)، والتحرك ضد (كالحاجة إلى القوة).

ولقد ميزت بين الأفراد العاديين والعصابيين بقولها أن الأفراد العاديين يحلـون صراعـاتهم بـدمج الثلاث اتجاهات، بينما العصابيين يركزون بشدة على اتجاه واحد دون الآخر.

وترى هورني أن جميـع الصراعـات يمكـن تجنبهـا إذا تـربي الطفـل في جـو مـن الحـب والتقبـل والدفء والثقة والعطف في تعامل والديه تجاهه، ففي مثل هذه الظروف يتمكن الطفـل مـن إشباع حاجاته لأنه لا يبالغ في إشباع حاجة معينة ولا يركز عليها.

(Georg and Cristiani, 1986, p.p. 50 – 51).

(Bischof, 1964, p.p. 220 – 221)

لم تنكر هورني جيل الأنا الدفاعية لفرويد، وإنما جاءت طرقها بمثابـة إضافات لإسهاماته. فقـد اقترحت سبعة طرق وأسمتها بالبناء الواقعي (protective

strnetion) والتي تعمل الشخصية على تسهيل الفراغات الأساسية المتعلقة بالذات والآخرين:

هذه الطرق السبعة هي:

1) **البقع العمياء (Bind spots):**

للتغلب على صراعنا الأساسي فإننا نميل إلى تجاهل القوة المتصارعة بحيث لا تشوه صورة ذاتنا المثالية، وهي محاولة اصطناعية للحصول على التوازن في الحياة.

إن النجاح في استعمال هذا الأسلوب يتم بتجاهل بسيط للحقائق الغير سارة والتي نحن مقتنعين مؤقتا أنها لن تقل باقية.

على سبيل المثال: الطلاب الذين يتجاهلون الأثر المدمر المترتب على عدم الدراسة ومنع ذلك يحصلون على درجات، من المحتمل أن يكون لديهم بقع عمياء.

2) **الازدواجية (Compartments):**

الازدواجية برأي هورني هي نتيجة لعدم القدرة على دمج الأدوار المختلفة التي يجب أن نسلكها في الحياة، لذلك فإن الشخص لديه مجموعتين أو أكثر من القوانين المتناقضة.

مثال: المدرس الذي يمنع بشدة طلابة من أن يغشوا في غرفة الصف، وفي الوقت نفسه هو يغش في لعبة (الجولف) أو (الشدة) هو مخطئ في ازدواجية قيمة حول الامانة. ولكن من الصعب دائما أن تتبع سياسة قطعية واضحة، فالأشخاص قد يتعودوا على التصرف بطريقة ما في وضع ما ثم يعودوا ليتصرفوا بطريقة أخرى في وضع آخر.

3) **التبرير المنطقي (Rationalization):**

وهذا يعني أن تعطي أسباب ومبررات جيدة لتبرير سلوك أفضل من أن تعطي السبب الحقيقي لتفسير السلوك.. والعقلانية أن لا وتركز على التعليل الخاطئ. أنها تفسد قدرة الشخصية على إقامة معنى إيجابي للحياة فلا شيء خاضع للتقدير.

والتبرير هو وسيلة أولية في محاولة لإزالة الاختلاف بين الذات الحقيقية والذات المثالية.

مثال: لعبة كرة القدم خسرت بسبب المطر. الفشل في الحقيقة يعود للخصم بالإضافة إلى المطر.

4) **المبالغة في الضبط الذاتي (Excessive self - control):**

تعمل هذه الآلية على تحقيق التوافق الاصطناعين ولم تقلل هورني من قيمة قوة الإرادة ومراقبة الذات في المجتمع المتحضر، ولكنها مهتمة بقسوة في اللاشعور مع المراقبة الداخلية المفرطة التي تنمو نتيجة الشعور بالخوف الذي تتعرض له الشخصية.

5) **التعسف في الحق (Albitrary rightness):**

لكي ينتفع الشخص من هذه الآلية عليه أن لا يكون متردد بخصوص أمر ما، فلكي يثبت أمر ما وإلى الأبد يعطي لنفسه حماية مزدوجة ليكون متحررا من الشك والتأثير الخارجي. وأن يكون قويا. إعادة السؤال طريق أكيد إلى الصراع، فالصراع يؤدي إلى أن يكون غير سعيد. ومع خوفه من فقدان صورته المثالية لا يستطيع أن يحتمل الصراع. فعليه أن يخرج بخلاصة آرائه وأن يتمسك بها ولا يبال بقوى الرأي المعاكسة، وهذه هي

صفات التحرك ضد الآخر ولتجنب حقيقة الصراع يجب ان يتحرك بعيدا عن تأثيرات الآخرين. وهذه هي صفات التحرك بعيدا عن الآخرين. وكلا النمطين حماية أكيدة لاستجابة التعسف في الحق.

6) التملص (المراوغة، التمويه) (Elusiveness):

بعكس البناء الواق السابق، فهذا دفاع لا يمكن معه أن يكون للشخص فكرة ما بخصوص شيء ما، بسيط معقد.

قيمة هذا الأسلوب أنه إذا شخص ما لم يتعهد هو نفسه بأي شيء فإنه لن يخطى أبدا. وإذا لم يكن يخطئ أبدا فلن ينتقده أحد، وإذا واجهه أحد بمناقشة فإنه يلجأ إلى عملية التحويل ويدمر كل تفسير.

7) السخرية (الخطيئة) (Cynicism):

تعني السخرية عدم الاعتقاد بأي شيء، فالفرد يتجنب كل ما يأتيه من تعب نتيجة الاعتقاد في بعض الأشياء التي تنتهي بالفشل. وهذه الآلية قد تنمو من خلفية تكرار الفشل. فهو يقرر أنه لن يؤمن إلى الأبد بقيمة النظام. فهو بهذه الطريقة يتجنب إخفاقاته الماضية... (ابتسامة ساخرة أفضل من الأسف).

الحلول الحديثة للصراع النفسي:

وصفت هورني أربعة أنماط من الاستجابة والتي توظف عادة للتخلص من الصراع المعقد بين المجموعات المتساوية في القوة في أنماط التفاعل الشخصي:

1) اختيار نمط واحد وقمع نقيضه:

في مثل هذا الصراع يمكن للشخص أن يعزز أحد هذه الأنماط (الثلاثة) واستبعاد كل السلوكات الغير متوافقه معها. فإذا كان التطور في اتجاه

الحصول على المحبة والطاعة فإن ذلك يتمخض عنه ما أسمته هورني بالعصابي المطيع (compliant neurotic) اما إذا تطور في اتجاه العداء فإنه يتمخض عنه الشخصية العصابية العدائية (aggressive neurotic charaeter).

العصابي المطيع: ينطوي هذا الخيار على الاعتماد الكبير على الآخرين بسبب الرغبة في تقليل الخوف، حيث يكون العصابي على اتصال مع الآخرين فإنهم يثيرون لديه مشاعر الخوف، ويتعلم كيف يصبح استسلاميا ومطواعا حتى يستطيع التعامل معهم، لذا فإن الاحتفاظ بهذا النمط من السلوك يؤدي إلى تقليل مخاوف الشخص حول احتمال التفاعل العدائي مع الآخرين. كذلك يزيد من تكرار اختيار الشخص للاستجابات الودية واللطيفة مع الآخرين، وأخيرا وبوجود هذا النمط يتم قطع الجموع في الصراع.

2) **الانعزال، الاستقلال (Detachment):**

هو تجنب العلاقات الشخصية، أي التحرك بعيدا عن الآخرين، وهذا المفهوم لا يشير إلى مجرد الانعزال الجسمي، بل أكثر من ذلك إلى انسحاب عاطفي عام عن بقية الناس، وقد يتجنب جميع أشكال التفاعل العاطفي. وذلك يزوده ببعض الفوائد فهي تصلح كمقياس لصفاء النفس وطهارتها وتدل على غياب الضغوطات العاطفية وتهيئ الفرصة لقياس مدى الأصالة في التفكير والشعور وقد تسهم في تطور القدرات الخلاقة لديه.

3) **الصورة المثالية للذات:**

الحل الثالث للصراع هو إنكار وجوده وبناء مفهوم عما يعتقده الشخص المضطرب عن نفسه، ويمكن أن يموه على نفسه ماهية سلوكياته وصفاته بدلا من الاعتقاد بأنه ضعيف أو عدواني أو غير مرغوب ويمكن بهذه الطريقة أن يصف نفسه بأنه قوي وفاضل وغير ذلك، وبهذا يزيد مشاعر القناعة ويوقف مشاعر الخوف.

وغالبا ما يكون هذا السلوك منسيا وقد لا يتصرف الشخص نفسه عليه. إن نشوء مثل هذا المفهوم غير فاعل على المدى البعيد والشخص قد يعزو إلى نفسه صفات لا يملكها بينما يفشل في إدراك مشاعره الفعلية بدقة، كذلك أفكاره وأفعاله، مما يعرضه للاخطاء ومن ثم يتفاقم توقع الخوف والغضب فتظهر صراعات جديدة، وأهم هذه الصراعات هو التناقض ما بين الذات الحقيقية وبين الصورة المثالية، فيصبح غريبا عن ذاته الحقيقية، مما يؤدي به إلى عيش محفوف بالمخاطر.

4) **الاظهار الخارجي (التبيان) (Externalization):**

حيث يعزو الفرد الاستجابات الداخلية لديه إلى مصدر خارجي واعتباره مسؤولا عن مشاكله، وقد أشارت إلى استجابات تجنب اللوم كما في مفهوم الاسقاط.

(Ford and Urban, 1963, p.p. 500 – 505)

العمليات العلاجية والعلاقات الإرشادية عند هورني:

مع أن هورني معروفة بكتبها المشهورة، فإن عملها اليومي هو في العلاج التحليلي النفسي، نظريتها في تطور الشخصية، التعرف على حاجات الأمن، دور القلق، الذات المثالية، والنزعات العصابية، جميعا تظهر في تفاعلها الحساس مع عملائها.. فمن وجهة نظرها حول العصاب قالت: أن المعوقات العصابية الرئيسية هي نتاج للنزاعات العصابية. وهدفها الرئيسي في العلاج هو تعديل القوى البناءه المصاحبة للفرد لتصبح حياة المريض هي تعبير عن الحياة الحقيقية. وذلك يتم من خلال التعرف على تلك النزعات في شخصية المريض لمساعدته على معرفة وفهم نفسه والتخلص من أسباب الاضطراب.

وبما أن أسباب الاضطراب من وجهة نظرها هي أسباب بيئية وثقافية فإن الهدف يكون مساعدة الفرد على تحقيق ذاته ليتمكن من إقامة علاقات إيجابية مع

بيئته فيشعر بالانتماء ويتخلص مـن نزعاتـه العصـابية التـي يكـون القلـق فيهـا هـو المصـدر الاساسي.

ومساعدة الفرد على التغلـب عـلى الحاجـات التـي تعيـق نمـوه، ومسـاعدته عـلى التخـلي عـن توهماته حول نفسه، والتخلي عن أهدافه الوهمية يعطي فرصة لتحقيق إمكاناته الحقيقية وتطويرها.

كذلك مساعدة المريض على تكوين علاقة من الثقة بينه وبـين الآخـرين مـما يسـاعدة عـلى أن يصبح أقل عدوانية مع نفسه ومع الآخرين. ويكتشف مشاعره الحقيقية وأمنياته، اعتقاداته، ومثالياتـه عندما يواجه صراعه الحالي مما يعطيه فرصة التكامل الحقيقي.

وهذا الهدف يمكن إنجازه من خلال تأكيد المعـالج عـلى مشـكلات الحيـاة اليوميـة الصراعـات، القلق والدفاعات.

إن الأهمية الموضوعية لكل اتجاه في الشخصية في حياتها اليومية يجب أن يكون معروف بتفصيل محدد. وفي عملية اكتشاف الذات يكون هناك لحظات وعي مؤلمة عند تقبل الحقيقة عن الذات بدلا مـن الصورة المثالية. ولحظات من القلق عندما تخرج الصراعات اللاشعورية إلى الـوعي الشـعوري، لهذا عـلى المعالج أن يوثق علاقته بالمريض من خلال الحديث والتدعيم لمساعدة العميل في تسهيل هـذا الألم، ولهـذا تحققت هورني أن المحلل النفسي والمريض يجب أن يجلسون وجها لوجه ليكون المعالج مرئيا ويكون مشاركا ومدعما اثناء العملية الإرشادية.

(Frager and Fadiman, 1984, p.p. 133 – 134)

أدوات هورني في العلاج النفسي:

أدواتها في الأساس فرويدية، فهي تتضمن: التداعي الحر، والتفسير، وتحليل الأحلام، والتقدير الحساس لأنماط التفاعل بين المريض والمعالج. (راجع نظرية فرويد).

وتقول أنه يجب أن لا يكون المحلل سلبيا، فعليه أن يسأل، يحقق، ويؤثر مباشرة في المريض ليحدث تغييرات في الحياة عن طريق الاستبصار بالمشاكل.

وأن على المحلل أن يستعمل عن قصد طريقة العلاج النفسي الإرشادي وأن لا يتركها لتداعيات المريض، وبتقدم التحليل فإن الدافعية للحياة والسعادة تتضاعف، لأن هذا الأسلوب في التخلص من الصراعات العصابية يسمح للمريض أن يحصل على استبصار إجباري من خلال معاناته الحقيقية، فالاستبصار يبعد الصراعات الشخصية ويصبح الفرد أكثر قدرة على حل مشكلاته الحياتية بدون الاعتماد على الدعم الخارجي، ويقل مرحليا الاعتماد على المحلل، وفي إتمام العلاج سوف يسترد شجاعته وقدرته على أن يدرك ويتحقق من ذاته الحقيقية.

(Frager and Fadiman, 1984, p. 134).

أهداف العلاج:

حددت هورني أربعة أهداف نموذجية للعلاج يجب على المعالج أن يحاول التوصل إليها وذكرت أن هذه الأهداف مشتقة مباشرة من نظرية تطور السلوك المضطرب وأنها تشكل نقائض مناسبة للأنماط المضطربة نفسها.

وتقول أن المريض يشكو من الأعراض والاكتئاب العاطفي أو من كليهما، وتخفيف ذلك يكون أحد أهداف المعالجة، ومن أجل تحقيق أهداف التغير من

الأعراض أو الكآبة يجب أن نغير أنماط السلوك العامة لدى المريض، وهـذا يـؤدي إلى تحليـل حريص لكافة عادات الشخص من حيث الإدراك والتفكير والتقييم والسلوك، مع الانتبـاه غـلى مسـاعدة المريض في التعرف عليها وعلى كيفية عملها، وبشكل خاص اكتشاف السلوكيات التـي لا يعيها المـريض، وبمجرد أن يعرف أن عادات تفكيره وتقييمه واستجابته للآخرين تؤثر كلهـا على سـلوكه يصـبح عنـدها قادرا على إجراء التغييرات في سلوكياته طبقا لأهدافه الشخصية ويحقق أفضل تطور ممكن.

وعلاوة على هذه الاعتبارات فيما يلي الأهداف العامة للعلاج والتي وضعتها هورني:

1. تحقيق المسؤولية (Responsibility): وتعني بها حكم الشخص على نفسـه بالقـدرة عـلى صـنع القرارات وقبول نتائجها، واعتبار نفسه المصدر الرئيسي للسيطرة والضبط على ما يحدث.

2. الاعـتماد الـداخلي (Inner dependence): تشـمل عـلى معرفـة المـريض سلسـلة قيمـة الذاتيـة وتطبيقها على سلوكه اليومي واحترام قيم الآخرين.

3. عفوية المشاعر (Spontaneity of feeling): تعني المعرفة، القبول، والتعبير المناسب، والاستجابات الفاعلة للسيطرة على الاستجابات الانفعالية للشخص بجميع أشكالها مثل الحقد، الخوف، المحبـة، الابتهاج أو الحزن.

4. الإخلاص القلبي (Wholehenrtedness): تقصد به هورني حل الصراع، حيـث لم توضـح هـورني هذا الهدف جيدا، ويشمل هذا الهدف الخلو من الزيف والتظاهر، حيث يتم في العلاج إظهار الصدق والتزام الشخص بمشاعره وبعمله وباعتقاداته.

(Ford and Urban, 1963, p.p 505 – 507)

المبادئ التي يحصل بواسطتها التغير السلوكي:

لم تعالج هورني بشكل منسق مسار الاكتساب أو التعلم ضمن عملية العلاج. ولكن هناك مقتبسات من كتاباتها:

هناك اثنين من العوامل يحددان ما إذا كان النمط المضطرب هو الذي سيكتسب ويستمر أم النمط السوي:

1.إذا أدت إلى التقليل من الخوف (أي جلب الأمان).

2.إذا أنتجت عاطفة موجبة (إشباع).

وبافتراض أن الشخص العادي يتعلم بنفس الطريقة التي يتعلم بها الشخص المضطرب فما سيكتسب سيكون الاستجابات التي تزيل الخوف أو تلغيه أو تثير بعض أنماط المحبة الإيجابية، وإضافة إلى ذلك افترضت بأن التغيير يمكن أن يحدث من خلال المعرفة (recognition) والاستبصار (insight) والفهم (understanding)

(Ford and Urban, 1963, p.p. 507 – 508)

دور العميل في العملية الإرشادية:

تعتبر جلسات الإرشاد ذاتها أنها (نشاط المريض البنّاء) وقد افترضت هورني أن على المريض أن يتصرف من خلال ثلاث مهمات عامة:

1. أن يعبر لفظيا وبصراحة وحرية: وتمثل هذه المهمة قبول شرط التكيف مع التداعي الحر، وبهذا على المريض أن يخبر المحلل عن كافة استجاباته الذاتية كلما وقعت، الأحاسيس، الصور، المشاعر، الأفكار، والذكريات وأن يرتبها حسب تواريخ وقوعها.

2. أن يعرف استجاباته غير الملائمة وآثارها على حياته، وتتمثل هذه المهمة في إدراك العلاقات بين أفكاره ومشاعره وسلوكه الاجتماعي.

3. أن يغير الأنماط التي تجعل علاقته مضطربة مع العالم حوله، وتتمثل هـذه المهمـة في الجهـود الفعالة (الحيوية) التي يجب أن تتم من أجل حدوث التغير، حيث لا يتبع التغير تلقائيـا، فـلا بد من فهم سلوكه وكيف يعمل.

وعندما يدرك أنه امام صراع ويجب معه أخذ القـرار عليـه أن يكـون مسـتعدا لاختيـار مسـارا لتصرفه وإلا يبقى قانعا بحيث يسمح للصراع بالاستمرار.

إن عملية العلاج التي اقترحتها هورني قد انطوت على تحليل هيكل الشخصية العصابية تمامـا وهكذا فإنها تشتمل على:

1. التفحص الدقيق لكافة المحاولات الضمنية في حل الصراعات والتي قام بها المريض.

2. تعريف ودراسة كافة مضامين أنماط التفاعـل السـائدة مـع الآخـرين، وإسـاءة طرحـه لنفسـه وسلوكه (صورة الذات المثالية).

3. إدراك عدم التوافق بين أنماطه العديدة وكيفية تصارع أحدها مع الآخر (الصراع الأساسي).

4. تحليل كافة الاستجابات غير الفاعلة.

5. إدراك العلاقة بين هذه الأحداث، وأعراضه، والنتائج المتناقضة.

ويشار إلى هذا كله بمجموعة على أنه العمل الكلي (working through) ويتضح أن العلاج بهذه الطريقة يجب أن يطول. ولم تعلق هورني على طول فترة العلاج، ولكـن يمكـن أن نستشـف مـن خـلال الايضاحات في كتبها أنه يأخذ سنوات طويلة.

وعلى الرغم من أن هورني عرفت كصاحبة نظرية ركزت على أهمية المحددات الثقافية (الموقفية) في السلوك إلا أن مناقشتها لأساليب العلاج كانت تقريبا جميعها بعبارات العلاقات الاستجابية/الاستجابات.

(Ford and Urban, 1963, p.p. 508 – 510).

دور المعالج:

هناك مجموعتان من السلوكات اللازمة للمعالج (التي عليه توظيفها):

1) ما يتعلق بالإدارة السلوكية للمعالج قبل عمليات العلاج ذاتها، ويتعين على المحلل (المعالج النفساني) الإيفاء بثلاثة متطلبات وإلا فلا يتحمل مسؤولية علاج الآخرين:

أ. أن يتمتع بمعرفة واسعة بالأحداث التي يمكنها أن تحدد السلوك الذي لا يعيه المريض (القوى اللاشعورية).

ب. أن يمتلك مجموعة من المهارات المطلوبة من خلال التدريب والممارسة، وأن يكون ماهرا في التعامل مع الآخرين.

ج. ان يمتلك أنماط فاعلة من التكيف الشخصي.

2) وتصف هورني السلوكات المطلوبة في عملية العلاج ذاتها إلى خمس مجموعات:

أ. الملاحظة.

ب. الفهم.

ج. التفسير.

د. المساعدة عند وجود مقاومة.

هـ. المساعدة العامة على الصعيد الإنساني.

أ) الملاحظة (Observation)

هي أحد المصادر للمعلومات المتعلقة بسلوك المريض، والمعالج يجب أن يلاحظ بفاعلية بحيث يغطي كل الأمور ولا يفلت منها أي شيء من أجل فهم بنية شخصية العميل ككل. فهو يلاحظ كل ما يخبره به المريض حول محتوى سلوكه حاضرا وماضيا، وعلاقاته مع نفسه ومع الآخرين، خططه وأمانيه، مخاوفه وأفكاره، وأقواله ونبرات صوته ... إلخ.

ب) الفهم (Understanding):

إذا كان هناك ملاحظات غير واضحة، على المحلل أن يحاول اكتشاف أنماط ذات دلالة، وأن يشكل الفرضيات والنظريات حول علاقات الأشياء بعضها ببعض وبذلك يشكل صورة محتملة عن كيفية عمل سلوك المريض من خلال استخلاص الاستنتاجات عن المحتوى المتضمن فيما يقوله المريض ودراسة السياق الذي تظهر فيه المشاعر والأفكار المعينة. وأن يدرس الأحلام والخيالات، أي أن يفهم الصراعات الداخلية لدى المريض وكذلك الدوافع اللاشعورية.

ج) التفسير (Interpretntion):

عندما يبلور الأخصائي فهما للأحداث اللاشعورية للعميل يتعين عليه في الوقت المناسب أن يشرك بها المريض على نحو تسلسلي بحيث يتقبلها المريض دون ضغط ويوظفها في سبيل تسهيل فهمه لها. وعملية المشاركة تكون فيما استنتجه المعالج محاولا شرحها وتفسيرها للمريض.

د) المساعدة عند وجود المقاومة (Help in Resistance):

إن الصعوبات الحقيقية تنشأ عندما يصل المريض إلى حالة المقاومة والرفض والتهريب من مهمات العلاج، وهنا يجب على الأخصائي أن يدرك المقاومة كما هي ثم مساعدة المريض على إدراكها.

ويظهر سلوك المقاومة عندما يتعرض المريض إلى الأذى، الخوف، الغضب، ووظيفة أخصائي العلاج أن يحدد ذلك ويساعد المريض في تحديد

هـ) المساعدة الإنسانية العامة (General Human Help):

على المعالج أن يبدي الاهتمام الشخصي، والتعاطف، والاهتمام بصحة المريض، وتشجيعه ومديحه، فإذا أوجد الأخصائي استجابات تعكس الاحترام والمحبة للمريض، فعندها يستطيع المريض أن يعرف أن مخاوفه وكرهه للأشياء غير مناسب لشخص واحد على الأقل، ويمكن لهذا أن يؤدي إلى اكتشاف أن الآخرين كانوا يستحقون الثقة كذلك، فهو بذلك يساعد المريض على استعادة ثقته بالآخرين.

(Ford and Urban, 1963, p.p. 510 – 513).

نقل التغير (The Trensfer of change)

لقد تجاهلت هورني الإشارة بشكل علني إلى كيفية حدوث التغير خارج ظروف العلاج، وبما أنها افترضت ضمنيا أن المتغير في التفكير يؤدي تلقائيا إلى التغير في السلوكات الأدائية الاجتماعية.

فإذا صح ذلك، فإن المعالج يحتاج إلى التركيز فقط على تعديل الإدراك، التفكير، المشاعر التي تحدث أثناء المقابلة.

(Ford and Urban, 1963, p 513).

استخدامات النظرية:

يمكن استخدام نظرية هورني في تفسير السلوك الإنساني في الزواج، الضلال، الانتحار، طرق القانون، الدعابة، التدخين، الابتكار، المرض النفسي والعصابي. (Bischof, 1964, p. 227).

التقييم والوضع الأكاديمي للنظرية:

تنتمي هورني إلى الجناح اليساري الاجتماعي الثقافي المتطرف من أتباع فرويد جنبا إلى جنب مع (إيريك فروم) و (هاري سولفان) في تاكيد الطبيعة التطورية والبنائية للتطور الإنساني، وقدرة الإنسان على التعديل والتكيف.

نبذت هورني الموقف القائل (بالقدر أو الحتمية البيولوجية) فهي ذا موقف عقلي تفاؤلي.

لديها التفاؤل بالقدرات الداخلية للفرد، وأنها تتوسع وتمتد حتى إلى إمكانية إجراء التحليل الذاتي.

وضحت في كتاباتها البناء الشخصي، وطرحت الحلول بصراعات القلق الأساسي.

(Ford and Urban, 1984, p.p. 134 - 135).

إن الطرق السبعة التي اقترحتها هورني لتسهيل الصراع تعمل لدى الإنسان وستظل تعمل.

الدليل التاريخي للماضي أن الرحمة الإنسانية تصبح أفضل وتستمر بالتحسن في المستقبل جميعنا يحاول جاهدا أن يخلق مثالية ونتبع صورة ما نفكر ونعتقد عن ماهية ذواتنا المثالية.

وعندما نكون تحت ضغط شديد وإرهاق ففي العادة نحل صراعاتنا، وأخيرا تتحرك باتجاه الآخرين، او ضدهم، او بعيدا عنهم.

والإنسان سوف يستمر في حل بعض تلك المشاكل العاطفية ويتجنب العصاب الشديد بالتحليل الذاتي وبقدرته الخاصة على تغيير سلوكه.

(Bischof, 1964, p.p. 227 - 228)

ولكن من المؤسف أن هورني تجاهلت أن تعّرف كيف يصل الشخص على قرار حيث أن التغير الكافي مرتبط بضمان إنهاء العلاج. وفي الحقيقة فقد أغفلت هورني مناقشة إنهاء الإجراءات كليا. فقد يغادر أحد العلاج دون أن يكون لديه فكرة حول من هو الذي يقرر؟؟ وبأي طريقة يمكن الوصول إلى هذا القرار؟

وقد كان اقتراحها الوحيد للمتابعة هو جمع أكثر للملاحظات من قبل ملاحظين إضافيين.

وكما يبدو فهي غير مهتمة بأهمية الإجراءات الواضحة للتأكد من صحة نظريتها أو حقائق التغير العلاجي.

(Ford and Urban, 1963, p. 514).

الباب الخامس

نظرية آن رو في العلاج المعني

- تطبيق النظرية في العلاج النفسي المهني

الباب الخامس

نظرية آن رو في العلاج المهني

أولا: نظرية آن رو (Ann Roe):

عرفت (Ann Roe) كعالمة نفس إكلينيكية ثم أصبحت مهتمة بالنمو المهني خلال أبحاثها التي أجرتها على الفنانين والعلماء وشخصياتهم، والتي قادتها لإجراء سلسلة دراسات على الميزات والخصائص الشخصية لدى العلماء المتفوقين التي خرجت من جرائها بنتيجة مفادها أن معظم الفروق في السمات الشخصية بين علماء (الفيزياء والبيولوجيا) وعلماء الاجتماع تظهر في نوع تفاعلاتهم هل تتجه نحو الأشخاص أم تتجه نحو الأشياء المادية؟ وإن هذه الفروق التي توجد بين هذين الصنفين من العلماء ترجع إلى خبرات وممارسات تنشئة الوالدين المبكرة للأطفال (Osipow,).

لقد تأثرت نظرية (Roe) بنظرية جاردنز ميغي (Gardner Magphy) التي تناولت مفهوم الطاقة النفسية والتقنية التي يقوم بها الوالدين كطريقة لتصريف طاقة الأطفال نحو العمل، كما تأثرت بنظرية ماسلوا في الحاجات، كذلك بالعوامل الحتمية والبيولوجية التي تحدث عنها فرويد (Fruid) في نظريته وموضوعات التحليل النفسي مثل الكبت والدوافع الشعورية واللاشعورية (Osipow,1983).

الافتراضات الأساسية لنظرية آن رو :

تعرض نظرية (Roe) لفكرة رئيسية مفادها أن كل فرد يرث ميلا فطريا لتصريف طاقاته النفسية بطريقته الخاصة، وهذا التصريف للطاقة النفسية يرتبط

ارتباطا وثيقا مع خبرات الطفولة المبكرة التي تساهم في تشكيل النمط العام لنمو الفرد المهني، وطريقة إشباعه لحاجاته، ان ما تحاول نظرية (Roe) إثباته هو العلاقة الوثيقة بـين خـبرات الطفولـة وعلاقات الفرد المبكرة مع والديه من جهة والسلوك المهني من جهة أخرى. وفيما يلي أهـم الافتراضات والمفاهيم الأساسية في نظرية (Roe).

1. إن الحاجات التي يتوفر لها الإشباع بشكل اعتيادي لا تصبح دوافع لا شعورية.

2. إن الحاجات الإنسانية التي تقـع في أعـلى الهـرم مثـل الحاجـة إلى تحقيـق الـذات، والحاجـات الجمالية إذا لم تشبع فإنها سوف تختفي.

3. ان الحاجات الإنسانية التي تقـع في أدنى الهرم مثـل الحاجات الفسيولوجية (الطعـام، النـوم، الجنس) إذا لم تشبع فإنها ستصبح دوافع مسيطرة تعيق ظهور الحاجات التي تلبيها (الحاجـة إلى الأمن، والانتماء..... الخ).

4. ان الحاجـات الإنسانية العليا التي تـأخر إشباعها فيما بعـد، فـإن الإمكانيـة لتصبح دوافع لا شعورية تعتمد على :

   أ. قوة الحاجة.

   ب. درجة الإشباع.

   ج. زمن التأخير في الإشباع.

5. ان شدة الحاجات اللاشعورية وتنظيمها هو الموجه الرئيس لدافعية الفرد نحو الانجاز.

6. ان حاجات الطفل تتطور وتنمو حسب اتجاهات الوالدين نحـوه، فقـد أكـدت (Roe) عـلى أن هناك علاقة بين الجو الأسري في مرحلة الطفولة المبكرة والنمو المهني عنده مستقبلا.

7. ترى (Roe) بأن الخصائص الوراثية عند الفرد لا تتأثر فقط بالخبرات المبكرة التي مر بها في سن الطفولة، بل تتأثر بالثقافة والوضع الاجتماعي والاقتصادي في الأسرة، وبالدرجة التي يسمح بها الوالدان للطفل بإشباع حاجاته أو عدم إشباعها.

أساليب التنشئة وعلاقتها بالاختيار والنمو المهني:

ترى (Roe) بأن هناك ثلاثة أساليب من التنشئة الاجتماعيـة يسـتخدمها الآبـاء لإشباع حاجات أبنائهم التي لها علاقة بكيفية تفاعل الوالدين مع الطفل، وهذه الأساليب تلعـب دورا كبيرا في اختيار الفرد لمهنته وتشكيل توجهاته المهنية، والأساليب هي:

1- أسلوب التنشئة الرافض/ المتجنب.

يتميز هذا الأسلوب بصفة البرودة في التنشئة الاجتماعية، فقـد وصف الآبـاء اللـذين ينتهجون هذا الأسلوب بأنهم يؤثرون بشكل واضح على حاجات أطفالهم حيث أنهم يكونوا اما رافضين للطفل أو مهملين له، فالأب الرافض يمتاز بالعدوانية والفتور، ويهمل اهتمامات ابنه المهنية، ويهمل آراءه في ذلك، أما الأب المهمل فلا يقدم لابنه الحب والحنان، ويهتـم بـه جسميا الأمـر الـذي لا يـساعد الطفـل عـلى التوجه نحو المهن وفي حالة توجهه، يتوجه إلى مهن لا يحتاج فيها للتفاعـل مـع الأفراد بـل مـع الآلات، والأماكن خارج الجدران المغلقة (أبو شعيرة، 2008).

ان هؤلاء الآبـاء الرافضـون يتجاهلون اختيارات أبنائهم ومـاذا يريـدوا أن يصبحوا نوعـا مـا، ويقوموا بعمل تقييمات لهم في جميع الظروف.

2- أسلوب التنشئة المتقبل.

بالنسبة للآباء المتقبلين أكدت (Roe) أن هناك نوعين من الآباء المتقبلين هما:

أ. الآباء اللذين يتقبلون أبناءهم كليا وفي كل المواقف ويقدمون الإشباع المقبول لجميع الحاجات وفي جميع المستويات، ويساعدون أطفالهم على التخطيط لأعمالهم ويشجعون الاستقلالية لديهم ولا يميلون للعقاب، ان مثل هؤلاء الأطفال اللذين ينشأون في جو دافئ سوف يميلون إلى مهن يتعامل أصحابها مع الناس والأفراد مثل المهن الإنسانية والاجتماعية مثل (المعلم، المرشد الاجتماعي، الطبيب...الخ).

ب. الآباء اللذين يتقبلون أبنائهم عرضيا، وهم اللذين يعطون أبنائهم الحب وقت الفراغ فقط وضمن شروط توفر الوقت، ويكون مثل هؤلاء الآباء حنونين بدرجة متوسطة ويلبون حاجات أبنائهم عندما لا يكونوا مشغولين فقط.

ان كلا النوعين من التقبل السابق للأبناء يؤثر في الإشباع المقنع لحاجات الأطفال بطرق ودرجات مختلفة بشكل بسيط، وينتج عن التعامل بهذين الأسلوبين من التقبل نمط شخصية قادر على طلب الإشباع لجميع الحاجات (Osipow 1983).

3- أسلوب الاهتمام الزائد.

يتضمن نموذج الاهتمام الزائد الآباء المهتمين بأبنائهم بدرجة زائدة ويتمثل ذلك في إشباع حاجات الأبناء الأساسية كاملة وبسرعة كما يكافئون السلوك المتميز والمرغوب اجتماعيا بدرجة مبالغ بها كما يهتمون بتعليم أطفالهم، والتركيز على سرعة إشباع حاجاتهم إذا نجحوا بالتعليم، ولذلك يتميز هؤلاء الأطفال بإشباع حاجاتهم الفسيولوجية مما يؤثر على إشباع الحاجات الأخرى مثل

الانتماء وتقدير الذات التي يتوقف إشباعها مستقبلا على نوعية علاقة الفـرد بـالآخر وتفاعلـه معهم وليس على عوامل ذاتية. إن مثل هؤلاء الأطفال المدللين لا يميلون إلى التوجه نحو المهن الإنسانية والاجتماعية خوفاً من الرفض وعدم حصولهم على الدلال الذي اعتادوا عليه.

ويتضمن هذا الأسلوب من الرعاية الوالدية المبالغة في المطالب الزائدة حيث يطلب الآبـاء مـن أبنائهم أكثر وأكثر مما تتحمل طاقاتهم ويتمثل ذلك في مظهرين:

أ)   مشاركة هؤلاء الآباء لأبنائهم في إشباع حاجاتهم الفسيولوجية بدرجة زائدة وكبيرة.

ب) إظهار حبهم لأبنائهم حسب شروط وظروف محيطة مثل مدى اتفاقهم معهم بتقديم الحـب والحنان إذا تفوق الأبناء في التحصيل الدراسي مثلا.

حسب التصنيف المهني الـذي قدمتـه (Roe) للأفـراد فـإن الأشخاص اللـذين يعملـون في مهـن تتعلق بالخدمات الإنسانية والاجتماعية يكونوا في الأصل متوجهين نحو التفاعل مع الأشخاص، وقد أتـوا من بيوت يسودها الحب والحماية الزائدة، في حين أن الأشخاص اللذين يعملون في مهن علمية تتعامـل مع الأدوات والأجهزة لا يكون توجههم نحو الأشخاص ويكونوا منحـدرين مـن أسر ذات طـابع بـارد في التنشئة يغلب عليه الرفض وتجنب الأطفال.

مما سبق يتضح لنا أن الجو الأسري وما يسوده من ممارسات يؤثر على نـوع النشـطات المهنيـة في حين يؤثر البناء الوراثي والنمط اللاإرادي في تصريـف الطاقـة النفسـية عـلى مسـتوى ومـدى الانجـاز والنجاح المهني، فهناك عوامل مثل شدة الحاجة التي تتـأثر بالبيئة المبكرة ترفع مـن مسـتوى النمـو والوعي المهني

بسبب الزيادة في الدافعية، ولكـن ذلك يكون ضـمن المحـددات الوراثيـة للقـدرات بالإضافة للخلفية الاقتصادية والاجتماعية للفرد.

تضيف المهن حسب نظرية (آن رو):

فيما يلي تصنيف للمهن اقترحته (Roe) 1959 يوضح المجالات المهنية المختلفة التي يمكن للفرد أن يلتحق بها:

أ. المهن ذات التوجه نحو الأشخاص وهي:

1. الخدمات (تقديم الخدمات للناس مثل التعليم، الطب، الإرشاد... الخ).

2. الأعمال الحرة والتجارة (تتطلب إقامة علاقات مباشرة مع الناس).

3. الإدارة (في العمل، الصناعة، الحكومة).

4. أعمال ثقافية (تعليم، صحافة، وزارات، تأليف).

5. العمل في الفنون (وتشمل كافة دروب التسلية مثل الغناء، الرقص، الرسم،...الخ).

ب. المهن ذات التوجه نحو الأشياء وهي:

1. المهن التكنولوجية (الحاسوب، الهندسة، الجيولوجيا... الخ). وكل مهنـة تختـص بالإنتـاج والتصدير.

2. الأعمال التي تؤدى في الهواء الطلق (outdoor) مثل الزراعة، قيادة المركبات.

3. العلوم النظرية والتطبيقية (مثل الصيدلية، المختبرات، المصانع الكيماوية..)

وقد قامت (Roe) بوضع ست مستويات للعمل في هذين النوعين من المهن هي:

1) مستوى الاختصاص المهني أو الإداري العالي: مثل العمل كباحث اجتماعي، ومدير مبيعات، ورئيس وزارة أو وزير، ومخترع، مهندس بحث، وطبيب اختصاص أو أسنان، وقاضي.

2) مستوى الاختصاص المهني أو الإداري التنظيمي: ويعمل الشخص في هذا المجال كمدير مساعد ومدير موظفين أو مدير مؤسسة اقتصادية كالفنادق، وطيار عسكري، ومهندس بترول وصيدلاني وفيزيائي وكيميائي ومهندس معماري.

3) مستوى شبه المهني أو الإداري: ويعمل كممرض أو فني مختبر، وأعمال تجارية (مبيعات، ومحاسب)، وطيار مدني ومعالج طبيعي وكاتب قانوني ومصور.

4) مستوى المهني أو الإداري الماهر: ويعمل أصحابها في سلك الشرطة، وباعة في المزاد العلني، وكتّاب وأخصائيون، ونجارون وتقنيون ونحاتين وفنيي زخارف.

5) مستوى العامل محدد المهارة (ذو مهارة متوسطة) أو يعمل أصحابها كطباخين وباعة متجولين، وعمال مقسم، وسائقي شاحنات، صيادي أسماك، وأمناء مكتبات، وعارضي أزياء.

6) مستوى العامل غير الماهر (بدون مهارة): ويعمل أصحابها في مجال التنظيفات وباعة الصحف، وموزعي بريد ومساعدي نجار، وعمال في المزارع والمصانع، وخدم، وحراس.

وترى (Roe) أن المجالات المهنية الخاصة بالخدمات والأعمال التجارية التي تحتاج إلى مهارات تنظيمية والمهن الثقافية والفنية هـي مجـالات مهنيـة موجهـة نحـو النـاس امـا المجـالات التكنولوجيـة والزراعية والعالمية فهي موجهة نحو الأشياء، وتفترض أن العامل الرئيس الذي يؤثر على اختيـار الفرد لمجال من هذه المجالات هو الميـل والاهتمام، والـذي يتشكل مـن رواسب خبرات الطفولـة المبكرة، وتفترض (Roe) أن المستوى المهني الذي يبلغه الفرد هو دالة للعوامل الجينيـة كـما تـنعكس في بعض المظاهر الشخصية كالذكاء، ومستوى التعليم، والقدرة على تحمل المسؤولية (أبو سل، 1998).

وأخيرا يمكن توضيح مفهومين المجالات المهنية والمستويات المهنية (Field and level) للعـائلات المهنية من خلال الشكل التالي:

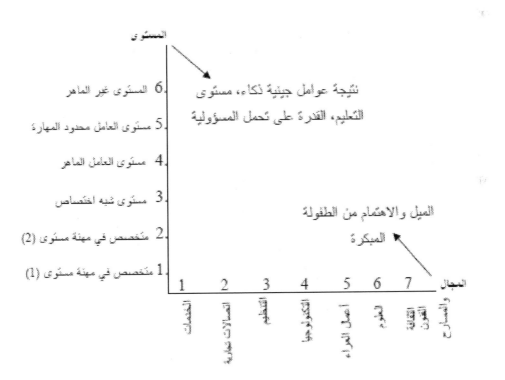

تطبيق النظرية في التوجيه النفسي المهني:

لم تقدم (Roe) فرضيات واضحة بشأن التطبيقات الإرشادية المناسبة لا في الصيغة النظرية ولا في الصيغة المنقحة للنظرية وبالرغم من فشلها في ذلك إلا أنه يمكن استنتاج بعض التطبيقات الإرشادية مثل:

1- يمكن تطبيقها في حل مشكلات الاختيار المهني من خلال التعرف على حاجات الطلبة النفسية وتحديد تسلسلها وارتباطها بالمهن المتوفرة. على افتراض أن الشخص يختار المهنة التي تشبع حاجاته.

2- يمكن أن يقوم المرشد المهني بتقييم المسترشد من خلال مقابلات إرشادية يقيم من خلالها الخلفية العائلية للفرد فإذا وجد أنه لا يعيش في جو أسري طبيعي وموقع مناسب من حيث تحقيق الحاجات فإن هناك خياران أمام المرشد هما:

أ. اما أن يساعد الطالب في تقييم الحقول والمجالات المهنية المتنوعة التي من المحتمل أن تشبع حاجاته الأساسية.

ب. أو يساعده على إيجاد ترتيب هرمي لحاجاته وهذان الخياران يتوقفان على ما يلي:

● إدراك الطالب للمواقف الوالدية تجاه أنواع الإشباع التي يوفرها الوالدين والشروط المفروضة للمكافئات.

● عندما يصبح الطالب واعيا لقوى الخلفية العائلية التي تعيق نمو نظام الحاجات فإنه من المناسب أن يقوم المرشد المهني بالتعديل المناسب لتوجهاته المهنية.

وأخـيرا قـدمت (Roe) مجموعـة مـن التوصيات تساعد المرشد كثيرا عنـد تقديمـه للخدمـة الإرشادية المهنية منها:

1- الاختيار المهني يتوقف على الصفات الشخصية التي كونها الفرد خلال طفولتـه المبكـرة. وإن الفرد يختار المهنة التي تشبع حاجاتـه. ويتطلـب ذلـك مـن المرشـد التعـرف عـلى الظروف التي عاشها الفرد في مرحلة الطفولة.

2- درجـة شعـور الفـرد بأسـلوب الرعايـة الوالديـة يلعـب دورا كبـيرا في تحديـد الشعـور بالحرمان أو الإشباع لحاجات الفرد المختلفة.

3- إن الاختيار المهني لا يتأثر فقط بالتوجه نحو الناس أو التوجه نحو الأشخاص وإنما يتأثر بإشباع الحاجات النفسية والاقتصادية ضمن إطار اقتصادي اجتماعي مقبول. لذا ينبغي على المرشد المهني أن يأخذ بعين الاعتبار النقاط التالية عند قيامه بالتوجيه المهني:

   أ. أن يعرف توجه الطفل الرئيسي في نمط حياته العام.

   ب. أن يعرف الخلفية الاجتماعية والأسرية للطفل.

   ج. أن يعرف أنماط علاقات الطفل التفاعلية والاجتماعية في الأسرة.

   د. أن يعرف النمط القيمي للأسرة وطموحاتها.

الباب السادس
الفرويدون الجدد

- نظرية كارل يونج (1975 - 1961)
- نظرية أريكسون
- نظرية هاري سوليفان
- نظرية أتو رانك (1884 - 1939)
- ثيودر ريك (1888 - 1969)
- ويلهم ريك (1897 - 1975)

الباب السادس
الفرويدون الجدد

نظرية كارل يونج

تمهيد:

تعلم يونج التحليل النفسي من خلال أزمات شخصية في أواسط عمره وفي عمر الـ (18) كتب مذكراته وأحلامه وردود أفعاله بالتركيز على عالمه الشخصي (1961) اللاشعوري والذي أثر على تطور نظريته في الشخصية، كما أنه كان زميل لفرويد والذي كان – فرويد – أقل تسامحا مع زملائه لا سيما يونج وأدلر.

لقد اختلف يونج مع فرويد في سيكولوجية اللاشعور ونتج هذا الاختلاف عن كتاباته في هذا الموضوع. وقد اختلف يونج أيضا مع فرويد في تفسير طبيعة الشهوة أو الجنس، حيث يعتقد يونج أن الشهوة كانت جنسية مبدئيا في الإنسان القديم ولكنها جردت من الصفة الجنسية مع تقدم الزمن ولكنه اتفق مع فرويد في اللاشعور الفردي إلا أنه عريقة (عنصرية) لذا فهناك عواطف عامة متنوعة بين جميع الشعوب مثل الرجل الكبير – حكيم. ولقد قسم يونج البشر إلى صنفين هما:

1. **الشخصي المنطوي**: وهو الذي يركز أفكاره على ذاته بشكل إنطوائي.

2. **الشخصي المنبسط**: وهو الذي يركز انتباهه وشعوره كليا نحو ما هو خارج ذاته.

نظرة يونج للاضطراب النفسي:

يحدث الاضطراب النفسي من وجهة نظر يونج عنـدما يصـل الفـرد إلى درجـة مـن الانطـواء أو الانبساط تعيقه وتمنعه من التكيف مع البيئة المحيطة والمجتمع.

نظرة يونج إلى الشخصية:

اهتم يـونج بمفهـوم الشخصية المقنعـه (Masked) وهـي تلـك الشخصية التـي يلبسـها الفـرد ليتكيف مع ظروف الحياة المحيطة والتفاعل مع الناس بإيجابية. لقد قدم يونج مساهمة فعالة لفهمنا العميق لشخصية الإنسان حيث ألقى الضوء على آلية تطور الشخصية، وبشكل خاص في أواسط العمـر (24 – 45) سنة حيث وضح أنه بإمكان الإنسان في هذا العمر أن يجابهه أو يواجهه اللاشعور مـن خلال الاهتمام بالمحتويات القادمة من الأحلام اليومية والفنون التي يمارسها الإنسان مثل الكتابـات الأدبيـة والرسومات المبدعة والأفكـار العقلانيـة حيـث يـتم دمـج التـداعيات والتعبـيرات اللاشـعورية الدافعـة للسلوك مع الحياة الشعورية.

إن نظرة يونج لا تتفق مع فرويد بـأن هنـاك حتميـة في جوانـب حياتـه وأن الأحـداث الماضيـة تشغل حياته ولكن طبيعة الإنسان فيها نمو وتطور وتوازن حتى يكتمل في السمات والخبرات الإيجابيـة، وتحقيق مستوى راقي من التطور والنمو الخلاق. وبالنسبة ليونج، فإن شخصياتنا الحاليـة تتعـدد مـن خلال الإجابة على الأسئلة التالية:

1. من نحن ؟

2. ما نحن عليه ؟

3. كيف نكون في المستقبل ؟

4. ما نرغب أن نكون عليه ؟

فعملية تحقيق الذات عند يونج موجهة نحو المستقبل فنظرته للشخصية مستندة إلى تحقيق الذات ولكن بشرط أن يكون الإنسان واقعيا في تقدير إمكانياته وقدراته.

لقد أكد يونج على أن الكثير من الأحلام هي عبارة عن رسائل من عمق اللاشعور والتي وصفها بأنها مصدر الإبداع وسمى هذا العمق باللاشعور الجمعي - أي ليس فردي - فقد عرف يونج الأحلام بأنها عبارة عن مجهود مبدع في الشخص الذي يحلم ويمكننا أن نفسر الرسومات والفنون لمجموعة أحلام العميل (Corey, p. 69).

وأخيرا يرى يونج أن هناك علاقة بين الشخص وماضيه ليس ما ضي الطفولة فحسب بل التاريخ الطويل وأحداثه المؤلمة والمفرحة.

الشعور واللاشعور عند يونج:

قد ميز يونج (Jung) بين نوعين من اللاشعور هما:

- **اللاشعور الجمعي (Group Unconsciousness)**:

وهو ذلك الجزء من الشخصية الذي يحتوي مجموع خبرات الأجيال والطرق البدائية للسلوك، والأمور التي يجهلها الفرد، والنزعات المورثة (الصور القديمة). وتأخذ هذه النزعات ثلاثة أشكال هي:

- **القناع**: وهو السلوكيات التي يقوم بها الفرد في مواجهة المجتمع ومتطلباته بأساليب لا تتفق مع شخصيته الحقيقية، وهو يمثل الشخصية المقنعة التي يتصرف بموجبها الفرد للتوافق مع البيئة الاجتماعية.

- **الظل:** وهو الجزء المظلم من الإنسان وهو بدائي وسلبي ويمثل الأنا الشعورية ويتكون من نموذج أصلي رغباته بدائية تهدد الشخصية.

- **الذات اللاشعورية:** وهي المستودع العميق الذي يكبت به الفرد خبراته المؤلمة.

ويشير يونج إلى أن اللاشعور الجمعي بمحتوياته الكامنة يكون مشترك بين جميع الأشخاص، ويتكون من النماذج الأصلية للتراث الإنساني مثل نموذج الأم، ونموذج الميلاد، ونموذج الموت. ويمكن دراسة وتحديد اللاشعور الجمعي عن طريق دراسة الأحلام والطقوس والأساطير.

- **اللاشعور الشخصي (Personal Unconsciousness):**
وهو جزء من الشخصية يتضمن التجاوب والدوافع والرغبات المدركة أو الغامضة، ويذهب يونج إلى أن الدوافع والرغبات والانفعالات والأفكار تتجمع في مجموعات تسمى العقد وتتضمن الموضوعات والمواقف التي ترتبط بهذه المحتويات.

تصنيف يونج لأنماط الشخصية (الأنماط النفسية):

إنه ليس من الضروري أن نتج دائما إلى الأنماط الجسدية أو الأنماط الفزيولوجية عندما نحاول بناء نظرية للشخصية قائمة على الأنماط. أنه من الممكن أن نحاول، بدلا من ذلك، إيجاد نظرية قائمة على الأنماط السلوكية أو النفسية. وقد يكون من بين أفضل النظريات القائمة على الأنماط السلوكية تلك التي اقترحها كارل يونج، عالم النفس السويسري (1875 - 1691)، والتي تقسم الأفراد إلى مجموعتين هما الانبساطية والانطوائية. فالشخص الانطوائي هو الذي يحاول الانكماش على نفسه، ويتميز بالخجل وحب العمل منفردا وليس مع

الآخرين. أما الشخص الانبساطي فهو على العكس من ذلك هو الذي يميل إلى أن يكون اجتماعيا ويجد في اختلاطه مع الآخرين متعة نفسية خاصة. ولذلك فإنه يحاول التفتيش عن العمل الذي يتيح له فرص الاختلاط بالآخرين بأكبر شكل ممكن. ومع أنه من الجائز أن يكون المنبسط في حالات معينة تقليديا، ويعطي اهتماما خاصا لملابسه ومظهره الخارجي، إلا أنه مع ذلك يظل انبساطيا بوجه عام، وهذا هو الذي يعطي لهذا النوع من التصنيف تقبلا ويفسر سبب شيوعه بين الناس.

أننا عندما نختار الصفات التي يبدو أن لها صلة بالفرد الانطوائي أو الفرد الانبساطي، ونقوم ببناء اختبارات على أساس من هذه الصفات، فإننا في العادة نصل من وراء ذلك إلى نتيجتين اثنتين، وهما:

أولا: أن توزيع العلامات التي يحصل عليها الأفراد على مثل هذه الفحوص يميل لأن يأخذ شكل التوزيع السوي ذو القيمة الواحدة بدلا من ميله إلى التجمع حول قمتين تمثلان هاتين الصفتين المتباعدتين، كما قد يتوقع من مفهوم نظرية الأنماط. أنظر الشكل (6 - 1). وبعبارة أخرى، فإننا نجد أن الانطواء والانبساط يمثلان طرفي المقياس أو قطبيه، وأن بعض الأفراد قد يقعون في هذا القطب أو ذاك ولكن غالبيتهم تقع على الخط الواصل بينهما بمعنى أن ليس كل الأفراد إما انطوائيين أو انبساطيين بشكل قاطع، وإنما البعض منهم يقع في مكان متوسط بين هذا وذاك.

ثانيا: أن المقياس الذي يستخدم لقياس مثل هذه السمات يكون في العادة معقدا، فعندما تتم دراسة نتائج المقياس الخاص بالانطواء والانبساط عن طريق التحليل العاملي، فإنه يمكن الخروج من ذلك بخمسة عوامل بدلا من عاملين اثنين، كما هو مقرر. وهذه العوامل الخمس هي: الانطواء الاجتماعي، الانطواء الفكري، الاكتئاب، التذبذب في المزاج، التوكل أو الإهمال. ومثل هذه النتائج قد

ولدت الشك عند علماء النفس بدقة نظريات الأنماط ووقفت حائلا دون استمرار البعض مـنهم

في السير بهذا الاتجاه في دراسة الشخصية.

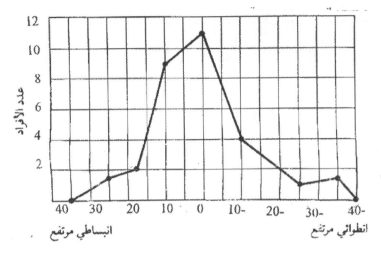

الشكل (6 - 1) المنحنى التكراري لعلامات الانطواء – الانبساط

إريكسون (وجهة النظر النفسية الاجتماعية):

أريكسون (1963) بنى نظريته على أسس فرويديـة وامتـد في نظريتـه بالتشـديد عـلى المظاهر

النفس اجتماعية وراء النمو في الطفولة المبكرة. أما نظريتـه تشـير إلى أن النمـو الـنفس جنسيـ والنمو

النفس اجتماعي يحدثان مع بعضهما، ويقول أن هناك مهمة نواجهها في كل مرحلة مـن حياتنا تعمـل

توازن بين ذواتنا والعالم الاجتماعي، ويصف النمو من خلال دورة الحياة الكاملة، مقسـمة غـلى أزمـات

معينة ليتم حلها، استنادا إلى إريكسون الازمات هي نقطة تغير مهمة في حياتنا (نقطة تحول) وعنـدما

يكون عندما القدرة للتقدم أو النكوص للوراء عنـده هـذه النقـاط يكـون بإمكاننا أن نحـل الصراع أو

الفشل في اتقان المهمة النمائية، على المدى البعيد حياتنا هي ناتجة عـن القرارات المتخـذة عند نقـاط

التحول.

إريكسون له الفضل بتركيزه على العوامل الاجتماعية في التحليل النفسي الحديث، أما التحليل النفسي الكلاسيكي (القديم) كان مقتصر على علم النفس وأن الغرائز والصراعات النفسية هي العوامل الرئيسية لتشكيل ونماء الشخصية، سواء العادية أو غير العادية.

والفكر التحليلي المعاصر يميل إلى الاعتماد على سيكولوجية الأنا، والذي بدورها لا تنكر الصراعات التي تقع ضمن النفس والعقل والشخصية، ولكنها لم تركز على دوافع الأنا في الاتقان والمنافسة أو التفوق.

ومن المعقول ملاحظة نماء شخصية أحد ما من خلال وجهة نظر مشتركة تجمع بين العوامل النفس جنسية (فرويد) والعوامل النفس اجتماعية (إريكسون).

إريكسون يؤمن بأن فرويد لم يتعمق في توضيح مكانة ودور الأنا في النماء للشخصية ولم يعط اهتمام كافٍ للتأثيرات الاجتماعية من خلال دورة الحياة.

مقارنة بين مراحل فرويد النفس جنسية ومراحل إريكسون النفس اجتماعية:

1) السنة الأولى من عمر الإنسان:

فرويد: المرحلة الفمية - عملية الرضاعة من ثدي الأم يشبع حاجة الطفل للغذاء والسعادة (المرح) الرضيع يحتاج للتغذية الأساسية وفي مرحلة لاحقة سوف يتطور عند الرضيع شعور من الجشع والرغبة في الكسب، والتثبيت في المرحلة الفمية ينتج عن الحرمان من الإشباع الفمي في مرحلة الرضاعة، وبعدها مشاكل الشخصية يمكن أن تشمل عدم الثقة في الآخرين، ورفض حب الآخرين والخوف من عدم القدرة على تكوين علاقات حميمة.

إريكسون: مرحلة الرضاعة - الثقة مقابل عدم الثقة. إذا زودنا الرضيع بحاجاته الانفعالية والجسدية يطور إحساس بالثقة، وإذا الاحتياجات الأساسية لم

تلبى سيكون هناك موقف من عدم الثقة تجاه العالم خصوصا تجاه العلاقات الشخصية.

2) السنوات (1 – 3):

فرويد: المرحلة الشرجيّة - تصبح المنطقة الشرجية ذات أهمية عظمى في تشكيل الشخصية، أهم المهمات النمائية تشتمل على الاستقلالية، قبول القوة الشخصية، والقدرة على التعبير عن المشاعر السلبية مثل الغضب، العدوانية. أنماط المفروضة على الطفل من قبل الوالدين كذلك المواقف تجاهها لها نتائج مهمة في نماء الشخصية لاحقا.

إريكسون: الطفولة المبكرة – الاستقلالية مقابل الشك والخجل. هذا السن وقت لتطوير الاستقلالية، والصراع الأساسي سيكون بالشعور بالثقة بالنفس والشعور بالشك في قدرة النفس، الطفل يحتاج إلى الاستكشاف والتجربة من أجل ارتكاب أخطاء وليتعلم مدى حدوث الشيء. إذا الأبوين ساعدوا على نشوء الاتكالية عند الطفل، استقلالية الطفل ستفنى والقدرة للتعامل مع العالم ستتضرر.

3) السنوات (3 – 6):

فرويد: المرحلة القضيبية – وهذه تسمى بالعقدة الأدويبية أو مرحلة تكون عقدة (أوديب) حيث يكون الطفل الذكر مشاعر من الغيرة تجاه والده، والطفلة الأنثى تكون مشاعر من الغيرة تجاه والدتها وتسمى بعقدة (الكترا)، فالطفل يسعى لكسب مودة وحب الوالدة والطفلة تسعى لكسب مودة وحب والدها، واستجابة الوالدين اللفظية وغير اللفظية تؤثر في تكوين الاتجاهات الجنسية لدى الأبناء (الأطفال).

إريكسون: مرحلة ما قبل المدرسة – المبادرة في مواجهة الشعور بالذنب. المهمة الأساسية تحقيق الإحساس بالتفوق والمبادرة، فإذا منحنا الأطفال الحرية

في اختيار نشاطات ذات أهمية معنوية سوف يميلون إلى تطوير نظرة إيجابية للذات، والعكس صحيح لنفس الحالة.

4) السنوات (6 – 12):

فرويد: مرحلة الكمون – بعد المرور بالمرحلة القضيبية تتكون هـذه المرحلة نسبيا هادئة او خاملة، وتستبدل الاهتمامات الجنسية باهتمامات تعلق بـ المدرسة ورفقاء اللعب والرياضة ومستوى من النشاطات الجديدة، إنه وقت بناء علاقات اجتماعية في وقت يخرج فيه الطفل إلى مرحلة التعرف على الآخرين وتكوين علاقات.

إريكسون: الفترة المدرسية – الإنتاجية مقابل الشعور بالنقص. يحتاج الطفـل لتوسيـع فهمـه للعالم والاستمرار في تطوير هوية مناسبة تعتمد على الجنس (هوية جنسية)، وتعلـم مهارات أساسـية لازمة لتحقيق النجاح على المستوى المدرسي، هذه المهارات الأساسية تهدف غلى تكوين حس بالإنتاجية، والتي ترجع إلى تحقيق أهداف خاصة، وكذلك الفشل ينتج إحساس بالنقص.

5) السنوات (12 – 18):

فرويد: المرحلة التناسلية – الأنماط السابقة للمرحلـة القضيبية قـد عـادت وأنعشـت في هـذه المرحلة من جديد، وتبدأ هذه المرحلة بسن البلوغ أو الحلم وتمتد حتى الشيخوخة، ومـع ذلـك هنـاك مقيدات اجتماعية وبذلك فإن البلوغ يتعامـل مـع الطاقـة الجنسـية باستثمارها في فعاليـات مقبولـة اجتماعيا متعددة مثل الصداقات، الانخراط في الفن، الرياضة والاستعداد المهني.

إريكسون: البلوغ – الهوية مقابل عدم الهوية. وهي فترة انتقالية بين مرحلة الطفولة ومرحلـة البلوغ، إنه الذي يتم فيه اختبار القيود ولكسر العلاقات

الاتكالية وتكوين هوية جديدة. مركز الصراع في إعلان الهوية، وأهداف الحياةن ومعنى الحياة، والفشل في تحقيق حسن في الهوية ينتج عنه خلل في الشخصية.

6) السنوات (18 - 35):

فرويد: امتداد المرحلة التناسلية جوهر هذه المرحلة الحرية في الحب والعمل، وهذا يمتد على مرحلة البلوغ ويتضمن الحرية في تأثير الأبوين والقدرة بالاهتمام في الآخرين.

إريكسون: مرحلة البلوغ المبكرة - الحتمية مقابل العزلة المهمة النمائية في هذه المرحلة هو تكوين علاقات حميمة والفشل في ذلك يؤدي إلى العزلة.

7) السنوات (35 - 60):

إريكسون: أواسط العمر - الإنتاجية مقابل عدم الإنتاجية. هناك حاجة لتجاوز الذات والعائلة والانخراط في بذل الجهود لمساعدة الجيل القادم وهذا هو الوقت للاعتدال في التمييز بين حلم الشخص وما قد حققه الشخص فعلا. إن الفشل في تكوين حس إنتاجي يؤدي إلى تكوين حس بعدم الإنتاجية.

8) السنوات (60 +):

إريكسون: أواخر العمر - الاستقامة مقابل عدم الاستقامة. إذا نظر شخص في هذه المرحلة إلى حياته السابقة مع بعض الندم وشعر بأهمية شخصية وتحقيق الأنا تتحقق الاستقامة، والفشل في ذلك يؤدي إلى الشعور باليأس وفقدان الأمل والشعور بالذنب ورفض الذات.

الإرشاد المتضمن:

من خلال إدراكنا للجانبين النفس جنسي- والنفس اجتماعي مجتمعين، المرشدون سيمتلكون إطار مرجعي نظري لفهم القضايا النمائية كما تظهر في

العلاج. بغض النظر عـن الأفضـلية النظريـة للمرشـدين، أسـئلة ذات علاقـة ممكـن أن توجهـنا للعملية العلاجية:

1. ما هي بعض المهمات النمائية الرئيسية لكل مرحلة مـن مراحـل الحيـاة، وكيـف تـرتبط هـذه المهمات بعلاقة مع العملية الإرشادية ؟

2. ما هي المغازي التي تعطي استمرارية لحياة الفرد ؟

3. ما هي بعض الاهتمامات العالمية في نقاط متعددة في الحياة ؟

4. كيف يمكن تحدي الناس لتأكيد على قراراتهم في الحياة ؟

5. ما هي العلاقة بين مشاكل الأفراد الحالية والأحداث المهمة المبكرة في حياتهم ؟

6. ما هي العوامل المؤثرة والتي شكلت حياة الفرد ؟

7. ما هي الخيارات التي اتخذت في فترات حاسـمة، وكيـف تعامـل الشـخص مـع هـذه الازمـات المتعددة.

إن المرشدين الذي يعملون بإدراك نمائي قادرون على رؤية الاستمرارية في الحياة، وهـذا الإدراك يساعد العميل على اكتشاف الارتباطات المهمة خلال مراحل الحياة.

والمتمثلة بالجنس وغرائز المـوت والمتمثلـة بالعـدوان وأن الحيـاة العقليـة للفـرد تشـتمل عـلى الشعور واللاشعور وما قبل الشعور.

هاري ستاك سوليفان (Harry Sulvian)

اعتقد سوليفان أن الفرد الإنساني نتاج العلاقات الشخصية المتداخلة، وأن نموذج علاقات الطفل غير الجنسية المبكرة تحدد نموذج ثبات الشخصية المتداخلة المتأخر، وصرح بأن سـلوك الإنسان يتكـون من جزئين:

1. السعي وراء الإشباع (البيولوجي)، وهذا الإشباع يحتوي على النوم، الاكلن الجنس، والاتصالات الشخصية.

2. السعي وراء الأمن (الثقافي)، يعود إلى المحافظة على الوجود والانتماء والقبول، وقد ذكر أن معظم المشكلات العاطفية تأتي من وراء البحث عن الأمن.

ويرى سوليفان أن التطبع الاجتماعي عملية جعل الفرد إنسانا، ويرى بأن الفرد ليحقق ذلك يمر بثلاث مراحل هي: الأنا، الأنا الأعلى، نكران الذات. وذكر أن الخبرة أو التجربة الإيجابية تجلب الأمن والطمأنينة للفرد وتعمل على توضيح مفهوم الذات لديه. (أبو عطية، ص 176).

أتورانك (Otto rank 1939 - 1884):

بعد تجربته القصيرة في الطب النفسي، تخاصم مع فرويد وذهب غلى باريس ومنها إلى نيويورك، وقدم رانك تفسيرا جديدا لعقدة أوديب يختلف عما جاء به فرويد، وهو يرجعها إلى (صدمة فقدان الرحم والأمن) والتي تسبب الاضطرابات العاطفية، ويعتقد بأن الشعور الاوديبي يأتي متأخرا ليكون حاسما في حياة الفرد، لأن القلق الناتج عن صدمة الميلاد يتلاشى مع النضج، إلا أن استمرار تأثيرها على الفرد يشير إلى حاجة صاحبها إلى العلاج النفسي، ويرى أن أسلوب العلاج الفعال في هذه الحالة هو ما جاء به فرويد، إلا أنه يجب أن يتحدد الوقت المناسب لتقديمه أو الاستفادة منه.

ويرى (أوترانك) أن نمو الذات يبدأ منذ الولادة أي بمرحلة الطفولة، إلا أن تحقيق الذات يتم في مرحلة متأخرة، ويعتبر الشخصية مجموعة من السمات النفسية والجسمية الموروثة والمكتسبة التي تميز الفرد، وللأسرة دور كبير في

تكوين الخلق الاجتماعي وبالتالي الخلق الفردي عند الفرد. (أبو عطية، ص 176).

ثيودر ريك (Theoder Rek 1969 - 1888):

لم يتعارض ريك إطلاقا مع فرويد، بل درس ونشر آراء فرويد في الحب والشعور بالذنب والكره، إلا أن أعماله التقليدية حول (الإصغاء بالأذن الثالثة) حظيت بقبول حاد لدى العاملين في التحليل النفسي، لأنها صورت أثر عواطف المحلل النفسي في مواجهة المرض أو المسترشدين، ويعتبر (ثيودر ريك) من أوائل المحللين النفسيين الذين لا يؤمنون بالطب في معالجة الأمراض النفسية، لذا فإنه أسس مركز تدريب سماه (المجتمع النفسي القومي للمحللين النفسيين). (أبو عطية، ص 177).

ويلهم ريك (Wilhiam Raick 1975 - 1897):

تخاصم (ريك) مع فرويد عام (1932) في مناظرة حادة حول وجود غريزة الموت، وأثرها في تسبب الماشوسية وهي (انحراف جنسي يتلذذ فيه الفرد بالتعذيب الذي ينزله به شريكه) وقد استخدم (ريك) تحليل الشخصية خطوة أولي في تحقيق مهمة رئيسية وهي إعادة التعلم أو تغيير السلوك أو التحليل النفسي. (أبو عطية، ص 1977).

المراجع

المراجع

المراجع

1) شلتز، داون، نظريات الشخصية، ترجمة أحمد الكربولي، د. عبد الرحمن القيسي، مطبعة جامعة بغداد، 1983.

2) عبد الرحيم مختار، سيكولوجية الجماعات والأفراد، الطبعة الثانية، 2005، أبو ظبي، دار القلم للنشر والتوزيع.

3) سهام أبو عطية، مفهوم الإرشاد التربوي لدى العاملين في الخدمة الإرشادية في دولة الكويت والمملكة الأردنية الهاشمية، غير منشور، 1986.

4) الرفاعي، نعيم، العيادة النفسية والعلاج النفسي، الجزء الثاني، المطبعة التعاونية، دمشق، 1982.

5) عدس وتوق، المدخل إلى علم النفس، الطبعة الخامسة، عمان، دار الفكر، 1998.

6) دافيدوف، لندل، مترجم، دار الفكر، الطبعة الثانية، عمان، 1998.

7) أبو زعيزع، عبد الله، أساسيات الإرشاد النفسي بين النظرية والتطبيق، الطبعة الأولى، دار يافا للنشر والتوزيع، عمان، الأردن، 2008م.

8) أبو زعيزع، عبد الله، مفاهيم معاصرة في الصحة النفسية، الطبعة الأولى، الاكاديميون للنشر والتوزيع، عمان، الأردن، 2009.

9) أبو زعيزع، عبد الله، مقدمة في الإرشاد المهني، دار يافا العلمية للنشر والتوزيع، عمان، الأردن، 2010م.

10) سهام أبو عطية، مبادئ الإرشاد النفسي، الطعبة الأولى، دار الفكر، عمان، الأردن، 1997.

11) أدلر. الفرد (1944) الحياة النفسية، (مترجم)، ترجمة محمد بدران. أحمد عبد الخالق، القاهرة.

12) إسحاق بحري (1952) علم النفس الفردي، الطبعة الثانية، دار المعارف بمصر.

13) ودورث، روبرت (1948) مدارس علم النفس المعاصرة، ترجمة كمال دسوقي، الطبعة الأولى، دار المعارف بمصر.

14) أبو سل، محمد عبد الكريم، التربية والثقافة المهنية وموقفها من التربية الإسلامية، المؤتمر الأول نحو بناء نظرية تربوية إسلامية معاصرة، المجلد الأول، عمان، 1990.

15) أبو شعيرة، خالد، التربية المهنية الفاعلة ومعلم الصف، مكتبة المجتمع العربي للنشر والتوزيع، الأردن، 2008.

16) Bischof Ledford J. Interpreting personality Theories, 1904.

17) Byrne, Donn & Kelley, Kathryn, An Introduction to personal its, Third Edition, prentice Hall Inc, N.J 1981.

18) Georye, R.L. and Cristiani, Counseling Theory and practice prentice Hall. N.F. 1986.

19) Ford, and Urban, Systems of psychotherapy Acompartive study, sons wiley, N. Y 1963.

20) Hall, Calvin S. & Lindzey, Garden, Theory of personality, John wilcy & sons Inc, 1963.

21) Sahakian, Williams, psydology of personality, Third Edition, 1977.

22) Patterson, Theories of counseling and psychotherapy, 4th ed. N.y Harper, 1989.

23) Prtherson, Theories of counseling and psychotherapy 4th ed. N.y Harper. 1986.

24) Ewen. Ropert. B. (1980) an Introduction to Theories of personality. New York. Academic.

25) Ford. Donald. H, Urban B. Hugh (1963). Systems of psychotherapy. Acomparative study John wiley and sons. Inc. New York London. Sydney.

26) George. Rickey. L. (1986). Counseling theory and practice. Thereses cristiani 2nd ed – New jersoy: prentice Hall.

27) Gilliland et al (1989) Theories and strategies in counseling and psychotherapy prentice Hall. Inc. N.J.

28) Ross. Alan. O (1992) personality: theories and processes. New York. Haarper Collins pub.

29) Shilling . L. E. (1984) perspectives on counseling Theories prentice Hall. Inc. N. J.

30) Osipow, Samuel H. Theories of Ocupation of careen development, prentice, 4th ed N.J. mc. Graw Hill.